ハヤカワ文庫 NF
〈NF561〉

ウイルス・ハンター

アメリカＣＤＣの挑戦と死闘

エド・レジス
渡辺政隆訳

JN110237

早川書房
8544

日本語版翻訳権独占
早　川　書　房

©2020 Hayakawa Publishing, Inc.

VIRUS GROUND ZERO

Stalking the Killer Viruses with the Centers for Disease Control

by

Ed Regis

Copyright © 1996 by
Ed Regis

Translated by
Masataka Watanabe
Published 2020 in Japan by
HAYAKAWA PUBLISHING, INC.
This book is published in Japan by
arrangement with
THE JEAN V. NAGGAR LITERARY AGENCY, INC., NEW YORK
through TUTTLE-MORI AGENCY, INC., TOKYO.

ジーン・V・ナガーに本書を捧げる

目次

ウイルス・ハンター

アメリカCDCの挑戦と死闘

プロローグ　母と娘

そこには静寂が漂っていた。ずっと何も聞こえないほど、母親の息づかい以外何も聞こえないほどの静寂だった。ロキ・エムベレが横たわっている病院の同じベッドに、彼女の実の母もいっしょに横たわっているのだ。ロキ・エムベレは二〇歳、その母親は四二歳。静寂が支配する小さな部屋で息づいているのは、この二人だけである。かつてそこは麻疹《はしか》病棟で、子供たちがベッドに横たわっていたのだが、もう子供たちの姿はない。麻疹病棟にはあと一人だけ、通路をはさんだ向こうのベッドに患者が寝ていた。

その患者の頭上には点滴用のボトルが釣り下げられ、垂れ下がった管の先端に付けられた針は患者の腕に刺さっている。ただし、ボトルにはもう一滴の液も残っていない。ここ二日ほどこの状態が続いており、患者は、自分の体から流れ出て乾いてしまった血液と体液に埋まり、充血して見開かれた目は天井を睨んでいる。患者は死んでいた。

その日の午後、何人かの男たちが病室に入ってきた。男たちは部屋の中を無言で見回し、患者たちには触れずに部屋を出ていった。

ロキ・エムベレの母親の息づかいが早くなった。ぜーぜーという音が小刻みにするようになり、少しでも新鮮な空気を肺に送り込もうとするかのように喘《あえ》ぎ始めた。

その晩遅く、ロキ・エムベレの母親は、同じベッドに横たわる娘の傍らで息を引き取った。


翌日、例の男たちがまたやってきた。マスクと外科手術用の帽子を身に付け、足首まである白衣を纏《まと》った男たちは、ロキ・エムベレをベッドから持ち上げて移動カートに移し、麻疹病棟から運び出した。カートは戸外へと進み、芝生の中庭を横切り、舗道に出た。

舗道の傍らのコンクリートの壁には、

ザイール共和国
バンドゥンドゥ郡
キクウィト市

総合病院

と読めるプレートがかかっている。

キクウィト総合病院は、一〇棟の独立した建物に三二六床のベッドを備えている。各病棟には電気がなく、水道も適切な下水設備もない。浴室も台所もなく、入院患者への食事の提供もしない。

カートはキーキーという音を立てていた。舗道には山羊《やぎ》が何頭か寝そべっていたが、カートが通りかかると立ち上がった。

男たちはロキ・エムベレを第三病棟に運び入れた。第三病棟は、中央の通路をはさんで八床ずつ全部で一六のベッドが並ぶ長細い大部屋だった。看護人たちは、ロキ・エムベレを乗せたカートを中央通路に乗り入れ、空いているベッドに患者を移した。

ロキ・エムベレは、シーツのない薄いマットレスの上に仰向けに横たえられた。金属製のベッドの枠は、長年の使用により、白い塗料があちこち剝がれている。派手な色をしたしわくちゃの毛布が、彼女の半身にかけられた。その大部屋には、ベッドの上にも床の上にも患者がいた。部屋中に塩素系消毒剤《ブリーチ》の臭いが漂っている。ベッドに横たわると、今度はロキ・エムベレ自身が小刻みな息づかいで喘ぎ始めた。大きく見開かれた目に、恐怖の表情が読みとれる。まるでいまにも叫びだしそうだ。彼女はベッドと床の上に吐いた。

その日は、そんな状態でベッドに横たわっていた。彼女の頭上には開けっ放しの窓があり、せりだした屋根の下面が見えた。太陽は木々の背後に回り、病棟のはずれにある開けっ放しの入り口の向こうで輝いている。そこから差し込む光線はオレンジ色を帯び始めていた。

日が暮れ、暗くなってきた。テーブルの上に石油ランプが置いてあるが、まだ灯されていない。第三病棟は暗闇に沈んでいる。ベッドも患者も青い壁も、闇の中にかすんでいた。

ロキ・エムベレの耳に、外の話し声が聞こえてきた。その声が近づいてくる。二人いるようだ。

濡れたコンクリートの床を踏みしめるゴム長靴のキュッキュッという音が聞こえる。フラッシュライトの光も見えた。スポットライトが壁と床の上をひょこひょこと移動してゆく。

病棟の中に二人の影が現れた。二人はベッドのあいだを歩き、患者たちの前でちょっとだけ立ち止まる。一人は鉱夫用のヘッドランプをつけていた。その明かりが、患者の肌を布で洗浄する彼の手元を照らし出している。

そうこうするうちに、一人がロキ・エムベレに近づいてきた。

「気分はどうだい」その男はフランス語で尋ねた。

　ロキ・エムベレは苦しそうに喘いだ。

　男は脈をとった。

　ようやく彼女が声を出した。「水……ちょうだい……ジュース」

　部屋の向こうにあるテーブルの上に、水の入ったペットボトルが置いてあった。男はそのテーブルに歩み寄り、コップに水を注いでロキ・エムベレに持ってきた。彼女には、コップに手を伸ばすだけの力がなかった。男は彼女の頭を支え、コップを口元に近づけた。ロキ・エムベレは水をすすった。

　やがて男はベッドを離れ、まぶしかった明かりも視野から消えた。男たちが二人とも病棟を出て、もとの道を戻ってゆくのが見えた。部屋の周囲で前後に揺れるスポットライトが見えた。それが、彼女が見た最後の光景だった。


　翌朝、ロキ・エムベレの遺体には塩素剤がかけられ、白いポリ袋に入れられて、その上からさらに塩素剤がかけられた。そしてストレッチャーに乗せられ、死体置き場へと運ばれた。

　死体置き場は、第三病棟からちょっと離れたところにある。ドアが一つだけの小さなコンクリートの建物なのだが、このところ、そのドアはいつも開いたままだ。キクウィト総合病院では、大量の死者が出ていたからだ。死体置き場の床には、塩素剤を散布された遺体が一列に並べられていた。看護人たちは、ロキ・エムベレの遺体をその列に加えた。

そこは、いかなる種類の検死作業を行なうにも、理想的な場所とはいえない。正式な病理解剖にはなおさら向かない。ステンレス製の解剖台も、投光照明も、臓器を乗せると自動的に正確な重量を教えてくれるデジタル式計量器もない。コンクリートの床があるだけで、しかもそれは、血液、体液、散布された塩素剤で濡れて滑りやすくなっている。

それでも、組織標本を調べれば、ロキ・エムベレの命を奪った原因が一点の曇りもなく証明されるはずである。昨晩姿を見せた二人のうちの一人が、マスクと白衣、帽子、ゴーグル、真っ白い手術用エプロンで身を固め、遺体袋の上に屈み込んだ。

男は遺体袋を開け、服をずらしてロキ・エムベレの黒い肌を露出させた。肌をアルコールで拭き、常にメスの先端を自分の側からそらしておくよう注意しながら、慎重な動作で遺体のへそのすぐ上の腹部にメスを入れた。皮膚を剝がし、さらにメスを入れて肝臓を露出させた。彼は生体組織検査用の針を無造作に差し込み、ぐいと捻ってから抜きとった。

採取した組織標本はプラスチック容器に入れ、さらに箱に収めた。彼は、遺体袋を閉じ、解剖用メスと組織標本を収めた箱を持って立ち上がり、あたりに最後の一瞥を投げかけた。

男は死体置き場を出ていった。

1　呼び出し

キクウィトでの奇病発生の知らせがアメリカ合衆国疾病対策センター（CDC）に届いたのは、一九九五年五月六日土曜日の午後四時二〇分のことだった。あいにくなことに、CDCは土曜日は休みだったため、その電話は、平日ならば中央交換台にかかるところを、管理ビルのロビーにある受付にかかり、夜間と週末の勤務に就いている守衛のダイアン・ヘアストン＝ナッシュが対応した。

電話をかけてきたのは、キクウィト総合病院で対応に追われる医師ではなく、ザイール政府の公衆衛生担当官でもなかった。電話の主は、ザイールの私設慈善病院ではたらくアメリカ人女性医師ジュリア・ウィークスなる人物だった。しかも彼女は、ザイールの首都キンシャサにある英国大使館内のテニスコートを見下ろすベンチから、自分の携帯電話を使って電話をかけていた。

「この国の地方で、エボラウイルスが大発生したらしいの」と、彼女は電話に向かってしゃべった。「それで、誰か責任者と話したいんですけど」

　ジュリア・ウィークスがその感染症の発生を知ったのは、その日の朝のことだった。ザイール＝アメリカン医院の医療責任者として職務に就いていると、キンシャサの長老派教会宣教団で公衆衛生を担当している友人ラリー・ストレシュリーが、ちょっと知らせておきたいことがあると言って立ち寄ったのだ。ラリーは、内陸の病院と無線連絡をとっていた。その相手がいる場所は、赤痢《シガエラ》が大発生しているキクウィトだった。

「そのとき彼は、キンシャサからキクウィトに飛行機で送り込むための医療団を集めているところだったのよ」と、ジュリア・ウィークスは後に語ってくれた。「彼は医薬品を集めているところで、私たちは、いちばん有効な抗生物質は何で、そのうちのどれなら入手可能で、そのほかに、手袋や白衣といった、看護者の二次感染予防に役立つ装備について相談したわ」

　この程度のことは、別段異常なことではない。赤痢はアフリカ中でごくありふれた感染症なのだ。その晩、彼女は英国大使館のカクテルパーティーに出席した。出席者の多くが、新たに発生したその流行を話題にしていたのだが、その病気は赤痢ではなく、じつはエボラなのではないかという噂が出ていた。最高九〇パーセントもの死亡率があるウイルス性出血熱ではないかというのだ。出席者のなかには、ジュリア・ウィークスに歩み寄り、そのことについてどう思うかと質問する者もいた。

「今朝、私が聞かされた症状から判断するかぎり、エボラではないと思うわ」と、そのつど彼女は答えたという。

そんなところに、アメリカ大使館のジェラルド・スコット代理大使が近づいてきて、ザイールカトリック教会の役員であるダン・パダーを彼女に紹介した。パダーは、実際にキクウィトの病院にいる尼僧と話したばかりで、もっと詳しい病状を知っていた。最初の症状は発熱と血液の混じった下痢ということでまちがいなかった。ところが、発病から数日以内に、口といわず鼻の孔といわず全身の孔という孔から大量の出血が起こるのだという。そして患者は意識不明になり、文字どおり失血死する。

〝ああ大変〟と、ジュリア・ウィークスは内心思った。〝赤痢ではそんなことは起こらない。絶対に赤痢ではない。これは出血熱にまちがいないわ。一九七六年にエボラ出血熱として報告されたあれとそっくりじゃない〟

「これはとても深刻な事態ですよ」と、代理大使に告げた。「この事態にどう対処すべきかを知っているのはＣＤＣだけでしょう。すぐにでもＣＤＣに連絡しなきゃ」

これが、英国大使館の裏庭から電話をすることになった経緯である。パーティー客から離れた彼女の傍らには、カクテルグラスを手に持った三人の外交官が立っていた。ＣＤＣ

の誰かが電話に出るのを待つあいだ、大使館の建物の方に目をやると、彼女が芝生を横切って歩み去るのを見送ったパーティー客たちの話し合う姿が見えた。

「もしもし、電話を替わりました。アリ・カーンです」電話の向こうの人物が名乗った。

ＣＤＣ所属の医師で疫学の専門家でもある三一歳のアリ・カーンは、妻と三つ子といっしょに家でくつろいでいたところだ。彼は、プレイボーイとして有名なアライ・カーンとも、そのプレイボーイの父親で億万長者のアガ・カーンとも、あるいはチンギス・カーンほかカーンの名を持ついかなる著名人とも親戚関係はない。ただ、あえていえば俳優のオマー・シャリフと似ていなくもない。褐色の肌に鼻髭をたくわえたアリ・カーンは、少年時代のほとんどはパキスタンで暮らしたのだが、もともとはブルックリン生まれであり、言葉になまりはない。話し方はきわめて事務的で礼儀正しく、話す内容はもっぱら公衆衛生の理論と実際ばかりである。彼はまた、エボラ出血熱に関する報告があった場合に電話が回されることになっている、ＣＤＣ専属スタッフ五人のうちの一人でもある。

ジュリア・ウィークスは、事態の全容をアリ・カーンに告げた。一〇〇ないし二〇〇人が発病中か病死したか危篤状態にある。症状は、発熱、血液混じりの下痢、静脈からの出血、手の施しようのない出血、そして患者は結果的に大量出血によって死に至る。シプロやバクトリウムなど、これまでに投与した抗生物質はいっさい効き目がない。すでに医師、看護師、看護助手など一二人の医療チームが犠牲になっていた。

「ぞっとする話でしたよ」と、アリ・カーンは後に語った。

ぞっとした理由はただ一つ、説明された症状のすべてがウイルス性出血熱の特徴と合致したからである。赤痢ではないと思った根拠は、なるほど赤痢も下痢に血が混じるが、抗生物質の投与が有効なのに、このケースはそうではなかったことである。黄熱病という可能性もなくはないが、犠牲になった医師や看護師たちは黄熱病予防ワクチンの注射をしていたはずである。したがって、残念ながら、黄熱病という可能性も否定される。

そうなると、残された可能性はマールブルグ病かエボラ出血熱のいずれかであり、いずれにしてもこの世でもっとも恐ろしい病気ということになる。それらは突然出現し、しかも治療手段がない。薬もワクチンも、いかなる療法も効かないのだ。現代医学をもってしても手の打ちようがない。患者は下痢をして出血し、死にゆくのみなのである。

この病気で最悪なことの一つは、直接接触による感染力がきわめて高いという事実が知られていることである。とくに、田舎にある設備の悪い病院での院内感染率が高い。キクウィトの病院は、その条件にぴったり当てはまってしまう。そのような状況下では、ウイルスは患者との接触によって次々と感染し、何らかの手を打たないと、驚くべき速さと致死率によってその地域の住民すべてを飲み込みかねない。

二人の医師が三〇分近く話し込んだ時点で、ジュリア・ウィークスの携帯電話の電池が切れかかっていた。キンシャサは夜の一〇時五〇分、アトランタは午後四時五〇分だった。アリ・カーンは、特殊病原体部の他のメンバーと連絡を取らなければと言った。彼もその部局の一員だが、ほかのメンバーもジュリア・ウィークスと話したがるだろうと思ったからである。ウィークスは、シェヴロン石油の宿舎内に住んでいると言った。そこならば、衛星電話の設備がある。ザイールと国外との連絡を取る手段としては、信頼できる数少ない手段の一つである。彼女も、自分の宿舎に電話してもらうのがいちばん都合がいいと話した。

アリは電話を切り、妻のクリスティンと、子供たちのラビ、アリヤ、サリムに行ってきますと告げて家を出た。アリのオフィスは、3号館の地下にある簡素な四角い部屋である。彼は上司である医学博士クラレンス・ジェイムズ・ピーターズに電話をかけた。

C・J・ピーターズは、現役のウイルス学者としてはまちがいなくもっとも魅力的な人物である。彼は、リチャード・プレストンの著書『ホット・ゾーン』に登場した英雄たちの一人なのだ。その本の中での彼の役割は、首都ワシントン近郊の緑豊かで閑静な都市ヴァージニア州レストンで、四五〇頭のサルを安楽死処分させることになったレストン・バイオハザード作戦を指揮した有能なリーダーというものである。処分されたサルの多くは、エボラウイルスの保菌者《キャリアー》だったのだ。

その突発的流行《アウトブレイク》でやっかいだったことの一つは、エボラ・レストンと名付けられたエボラウイルスの特殊な系統が、サルからサルへと空気を介して感染したことだった。体と体がじかに触れなくても感染するのである。部屋中を漂う微小な粒子といっしょにウイルスが空気中を移動し、建物中に蔓延しうるし、実際に蔓延したのだ。幸いだったのは、エボラ・レストンは人間が感染しても致命的ではなかったことである。そうでなかったとしたら、考えるだにおぞましい事態に至っていたにちがいない。

レストンで事件が発生した当時、ピーターズは、メリーランド州フォート・デトリック基地内に設置されている合衆国陸軍伝染病医学研究所（略称USAMRIID）の疾病評価部門責任者の地位にあった。感染症の調査と封じ込め対策の実行責任を負う地位として、格式、公的存在、責任の大きさにおいてそれを凌ぐ地位は一つしかなかった。CDC特殊病原体部部長の地位である。一九九二年にそのポストが空いたとき、C・J・ピーターズはアトランタに着任した。

夕方六時にはピーターズ、アリ・カーン、そしてCDCではトップクラスの研究者であるトム・カイザックの三人がカーンのオフィスに顔をそろえ、行動計画を練っていた。まずなすべきは、標本を入手することである。おそらくすでに、キクウィトの患者から血液標本が採取され、飛行機に乗せられてザイールを飛び立っているはずである。それが今どこにあるかが問題だが、確実な情報を握っている人物はいそうになかった。

第二になすべきは、ウイルス性出血熱の原因を突き止めるための行動手順と、患者の隔離、別の標本の採取輸送などの対策を列挙した心得をキンシャサにファックスで送ること。

第三になすべきは、CDCのお偉方であるブライアン・マーヒーとジム・ヒューズに事態を説明すること。

それがすんだところで、彼らは再びジュリア・ウィークスと電話で話した。

ピーターズ、カーン、カイザックの三人は、キクウィトの患者から採取されたはずの血液標本をなんとしてでも入手したいと思っていたが、その発送先はCDCではなかったし、CDCに届けられる予定にもなっていなかった。三人は、ベルギーのアントワープにある熱帯医学研究所に問い合わせることにした。じつはそここそ、血液標本が向かっている先だった。

その血液標本は、事態への対応を相談されたキンシャサ大学のウイルス学者タムフム・ムイェンベの助言を受けて、軍の看護師が五月四日と五日に一四人の患者から採取したものだった。小柄で引き締まった体で、少年の面影を残すザイール人のムイェンベは、エボラとはすでに顔なじみで、この感染症の発生初期の様相を熟知していた。一九七六年、やはりザイールのヤンブクではじめて起こったエボラの発生を経験していたからである。

　五月一日にキンシャサからキクウィトに到着したムイェンベは、今回の大発生の経緯を調べあげ、死んだ患者間の感染経路を明かす図を完成させていた。その図をもとに彼は、ある種のウイルス性出血熱が、キクウィト総合病院を席巻中であるとの結論を下した。

　確実な病原を知る唯一の方法は、血液標本を採取し、病原体を単離し、できれば同定してくれる設備のある研究室に送ることだ。そのような施設はザイールにはない。ムイェンベが思いついたのは、アントワープにある熱帯医学研究所のベルギー人ウイルス学者ギド・ファン・デル・グローエンの研究室だった。ザイールの独立前の国名はベルギー領コンゴである。独立したのは一九六〇年のこととはいえ、以前の植民地にいまなお強い義務感を抱いているらしい宗主国とは強い絆を維持している。ザイール国内におけるベルギーの存在はいまだに大きい。たとえば他の団体に混じって医療援助を行なっているベルギー開発協力事業団もその一つである。そういうわけで、タムフム・ムイェンベは血液標本を梱包し、熱帯医学研究所のギド・ファン・デル・グローエンの宛名を付した。もはや熱帯医学研究所には厳重な基準を満たすバイオセーフティ実験施設がないため、その血液標本を受け取っても処理できないことを、ムイェンベは知るよしもなかった。

ムイェンベは綿を詰めたプラスチックの箱に血液標本を収め、氷を満たした箱に密閉した。そしてそれを、前日にタイプした、キンシャサのベルギー大使館にいるドクター・ジャンピエール・ラーイェ宛の手紙と共にキクウィトの司教代理を務めるフランス人高位聖職者ニコル神父に託した。その手紙には、病気発生の経緯を図示した「キクウィトにおける患者の関係図」も同封した。彼自身が作った、患者から患者へと病気が感染した経路の推定図である。

ニコル神父は、五月五日金曜日に、キクウィトのもう一人の聖職者リチャード・P・スタークと共に、宣教団が所有し、専属パイロットのトム・ハワードが操縦するミッション・エヴィエイション・フェローシップ社の単発エンジンのセスナ機でキクウィトを離陸した。

ニコル神父はその日の午後五時にキンシャサのドクター・ラーイェに標本を届けた。ベルギー大使館の医療部門を担当するラーイェは、箱を開けて氷を追加し、ベルギーに発送してほしいというムイェンベの手紙を読んだ。

大使館の医療部門は、本館に隣接する独自の別館の中にあった。そこの別室にはバイオハザード冷蔵庫と実験台が備えてある。ラーイェはその部屋の中で箱を開けた。形も大きさも、ほぼクーラーボックス程度の箱だった。彼は標本が無事であることを確認したうえで、新しい氷を詰め、再び箱を封印した。

やっかいなのは、どうやってその箱をキンシャサから国外に持ち出してベルギーに運び込むかだ。規則どおりに公式の手続きを踏もうとすれば、規制と原理原則に縛られることになる。あちこちの役人のあいだを回って、認可、承認、許可等々をとらねばならないことになり、時間がどれだけかかるか知れたものじゃない。まして今日は週末を控えた金曜の晩である。しかも、無害で小さな医学標本をヨーロッパに送ろうとしているわけではない。マールブルグかエボラか何かを詰めた、けっこうかさばる荷物なのだ。

そうとなると、非公式のルートしかない。現地時間午後九時二五分にキンシャサを離陸して翌朝の五時五五分にブリュッセルに到着するサベナ航空の便がある。クローディアに頼もう。

クローディアは、大使館と懇意にしているサベナ航空の従業員で、仕事でキンシャサとブリュッセル間を頻繁に行き来している信頼のおけるザイール人女性である。うまいぐあいに、その晩のフライトに搭乗することになっていた。彼女が協力してくれれば、標本を国外に持ち出すことができるだろう。しかし、ベルギー国内にどうやって持ち込むかは別問題である。ブリュッセル空港の税関がその荷物を見逃してくれるとは思えない。そこでラーイェは、キンシャサ駐在のベルギー大使アンドレ・モアンの添え状を付けることにした。この標本の箱を開封できるのは熱帯医学研究所の医師だけであると断ったうえで、クローディアによる持ち込みを許可するよう税関当局に要請する手紙を、大使に頼み、大使館の便箋に書いてもらったのである。

クローディアは標本の運び役になることを同意し、五月五日金曜日に、標本を手荷物として携えてサベナ航空五五六便のタラップを登った。ジュリア・ウィークスが、内陸で赤痢が発生したらしいというニュースをはじめて聞きつける一二時間あまり前のことだった。かくしてクローディアが乗ったボーイング747は、人類に知られているものとしてはもっとも恐ろしいウイルスを仕込んだ一四本のプラスチック容器を収めたクーラーボックスを客室に乗せて、五〇〇〇メートルの滑走路を離陸した。


二日後、血液標本の行方は依然として不明のまま、C・J・ピーターズはザイールに医療団を送ることを決めた。五五歳のピーターズはいささか小太りの丸顔で、なんとなくシマリスに似ている。灰色の薄い口髭を生やした顔に微笑みを浮かべ、ことあるごとに甲高い笑い声を上げる。ちょっとしたことにも笑いのたねを見つけてしまうのだ。

もっとも、そのとき彼のまわりで展開していた事態のそこかしこに笑いのたねが転がっていたわけではない。ピーターズは、出血熱に関してはベテランで、適切な封じ込め対策をとらなければ広範囲に急速に拡大しかねないことを熟知していた。エボラ出血熱が流行するはるか以前、ピーターズは、マチュポとも呼ばれていたボリビア出血熱を追って南アメリカでの調査にあたっていた。そのとき、その病気で死亡した女性の病理解剖にあたっていた彼の友人の一人が、メスを滑らせて切り傷を負い、一週間も待たずに死亡するという事故に立ち会った。

これはアマチュアにはできない仕事なのだ。ピーターズの意見では、今回の感染症はどの角度から見ても最悪だった。ザイールと合衆国との外交関係は緊密ではないうえに、信頼のおける電話システムもなく、医療後進国であり、衛生設備、医薬品、隔離病棟もろくにない。しかも、発生場所はそのザイールの奥地に何千キロも入った僻地《へきち》ときている。病気が急速に蔓延する条件がそろっていた。現地に派遣されるCDCの要員も、自分自身が大流行を起こしている病原体に曝されるだけでなく、中央アフリカで猛威を振るっているたくさんの病気にも曝されることになる。マラリア、黄熱病、コレラ、チフス、イチゴ腫、睡眠病等々、かの地で遭遇しうる病原体には切りがない。

ザイールの保健行政担当部局に出血熱の封じ込め対策を行なう能力があるなら、大流行を抑えつつあるという兆しがいささかなりともあってしかるべきだ。しかし、それがないのだから、外国の助力が必要なことは明らかである。ピーターズの下に集まっている報告から判断するに、事態は全く逆だった。続々と死亡者が出ており、病気は拡大の一途を辿り、医療機器も医薬品もなく、感染をくい止める知識の持ち主もいないといった報告ばかりではないか。

ジュリア・ウィークスと話し合った翌日の日曜日、C・J・ピーターズは、CDCから誰をザイールに派遣するかに関して、まさにうってつけの人材を思いついた。ザイールにはバンツー族ほか二〇〇以上の部族が存在し、数え切れないほどの方言がある。しかし、公用語はフランス語であり、多くのザイール人がフランス語を解する。そこでピーターズが白羽の矢を立てたのが、フランス語を母国語とする二人の医師ピエール・ロランとフィリップ・カラン、そして疫学担当のトップであるアリ・カーンだった。その三人が防疫のための備品一山と共にキンシャサに入り、翌朝にはキクウィトに飛んで仕事を開始するという計画である。主な任務は二点に集中する。感染の連鎖を断つことと、発生源を突き止めることである。

あいにくなことに、ピーターズ自身がザイールに飛ぶことはできなかった。一つの理由はフランス語がからっきしなこと、もう一つの理由は、彼は世界中のさまざまな病原体を組み伏せてきた経験の持ち主なのだが、目下発熱中で、咳をすると緑色の痰が出たりしていたことである。そんな状態では、アフリカの奥地で現場指揮にあたることなどできるわけがなかった。とにかく彼としては、すべてを開始させることでよしとするしかない。

第一段階としてなすべきことは、ザイール政府から援助の要請を取り付けることだった。CDCには、勝手に他国に押しかけて医療活動を開始する権限などない。それどころか自国においてすら、そんな権限は有していない。CDCのこれまでの方針は、州や地元の公衆衛生当局から公式の招請を受けないかぎり、感染症発生地域にスタッフを送り込むことはできないというものだったし、その時点でもそうだった。海外にスタッフを送り込むとなれば、この方針はなおいっそう厳格に守られねばならない。

そうなると、外交上のやっかい事が無数に立ちはだかる。些末なものとしてはビザの取得もその一例である。ザイールへの入国ビザは、めったなことでは取得できない。大使館に出向けばもらえるという代物ではないのだ。一週間待たされることはざらだと、ピーターズは聞かされた。ビザ取得の手数料は一五〇ドルほどかそれ以上という噂があったし、キンシャサまで確実にたどり着くにはそれ以上の「手数料」（ようするに「賄賂」）がかかるらしい。国務省、ジュネーブのWHO（世界保健機関）本部、キンシャサのベルギー大使館とアメリカ大使館、タムフム・ムイェンベ、ジュリア・ウィークスなどと連絡を取らねばなるまい。

そのほかに、必要な物資を調達してアフリカに送り、現地で無事にそれを受け取るという問題もある。救護隊に必要なものとしては、外科手術用手袋、白衣、ゴム長靴、ダクトテープ、マスク、塩素系消毒剤、死体袋などなどが考えられる。ＣＤＣはすでに一九八八年に、『罹病死亡率週報』の特別号において、出血熱の大流行に対処するためのマニュアルを成文化していた。それは「ウイルス性出血熱と疑わしき患者の看護法」というレポートで、特殊病原体部のピーターズの前任者ジョー・マコーミックがまとめたものである。ピーターズはそのガイドラインを熟知していたが、念のために改めて目を通した。

「二重の手袋、帽子、白衣、防水性のエプロン、靴カバー、防護用眼鏡などが必要である」と、レポートには記されていた。シーツやパジャマなど、患者と接触するものはすべて、「気密袋に二重に収納し、袋の外側は消毒液で拭いた上で、後に焼却すべきこと」。患者自身については、「隣室を唯一の入り口とする個室に隔離すべし。隣室を洗う設備と、汚染除去用の消毒液を用意すること」

そして、「遺体処理」と題された項目もあった。

「防腐処理など、不要な遺体処理はいっさい避けるべし。遺体は気密袋に入れ、ただちに火葬するか埋葬すべし」

彼らが扱おうとしていたのは、ことほどさように危険な代物だった。

ブリュッセルのザヴェンテム空港は、市の東一五キロほどの場所にある。空港ターミナルは、現代ヨーロッパの伝統そのままに塵一つなく、直線的で照明がまぶしい。キンシャサにある軍隊調のシンダーブロック造りのンジリ国際空港とは別世界である。キンシャサ発のサベナ航空五五六便は、ブリュッセル時間で五月六日土曜日午前六時にザヴェンテム空港に着陸し、ターミナルへと移動して国際線到着ゲートに止まった。

血液標本を収めた小さなクーラーボックスを抱えたクローディアは、他の乗客と共に飛行機から降りた。乗降用通路を通り抜けて階段を上った彼女は、国際線到着口のメインコンコースに姿を現した。メインコンコースはまっすぐに続く四〇〇メートルの通路で、床はすべすべしたピンク色の花崗岩、両側の壁には純白の柱がずらりと並び、無限に続いているかのような錯覚を誘う。通路全体は、天井に一直線に並んでいる細長い蛍光灯によって明るく照らされている。通路の中央には動く歩道があり、到着した乗客たちは、八時間あまりも椅子に縛り付けられてきたにもかかわらず、みんな動く歩道を目指した。クローディアも動く歩道に乗り、ピンク色の通路を進んだ。

ようやくのことで入国審査所に着くと、長い列ができていた。しかし、旅慣れたクローディアは難なくそこをクリアした。ただし、税関はまた別である。ほんの少量でも人の命を奪う病原体入りの一四本の標本瓶と比べれば無害に等しい禁輸品を持ち込もうとする旅行者でも、税関で足止めされる。なのに彼女は、まるで夢を見ているみたいに難なく税関を通過し、突如として自由の身になった。

クローディアは広いメインターミナルに出た。出迎えの親戚友人たちが、銀色の長い手すりの後ろでざわめいていた。彼女は、まったく面識のないヨハン・ファン・ミューレムを捜すようにとの指示を受けていた。ファン・ミューレムにはキンシャサのドクター・ラーイェが前日のうちに電話をし、到着予定の血液標本に関する警告を伝えていた。ファン・ミューレムは、彼女の名前を書いた厚紙を手に、その雑踏の中に立っているはずである。

クローディアは、ずらりと並んだ顔に順に目をやった。自分の名前が書かれたプラカードを認めたクローディアは、それを持つ男性に歩み寄った。「ウイルスをお持ちしました、ドクター」クーラーボックスを手渡した彼女は、「税関は何の問題もありませんでした」とも伝えた。この時点で、クローディアは生物体の運搬業から永遠に手を引いた。

ヨハン・ファン・ミューレムはクーラーボックスを手に車に乗り込み、ザヴェンテム空港を後にした。彼の職場は、街の中心部、パレ・ロワイヤルのすぐ後ろというハイカラな地区にあるベルギー開発協力事業団ブリュッセル本部である。しかしその日は土曜日で建物は閉まっていたため、彼は標本を自宅に持ち帰った。

ファン・ミューレムは、ルヴェンに近い高層アパートに住んでいる。空港から数キロの距離である。彼は標本を携えたままエレベーターで七階まで上がり、自宅のドアを開けて居間の床にクーラーボックスを置いた。外部の人間は誰も知らないことだったが、キクウィトで採取された一四本の血液標本は、ブリュッセル近郊に建つ高層アパートの七階で長い待機に入った。

翌朝午前八時、ファン・ミューレムはシモン・ファン・ニューウェンホーフに自宅から電話した。ファン・ニューウェンホーフはベルギー開発協力事業団の同僚である。彼は中央アフリカ部局の援助で活動している医療活動担当者で、一九七六年のヤンブク、一九七九年のスーダンでエボラを相手にしたことがあった。彼は、その二日前にソール・イフナスからキクウィトの話を聞いて以来、キクウィトの状況に注意を払い続けていた。イフナスは長年にわたってキクウィト病院の薬局を切り盛りしていたカトリック修道女で、引退して以来ブリュッセル近郊で暮らしていた。彼女もまた、キクウィトから真夜中に届いたファックスでかの地の危機を知らされていた。

ファン・ニューウェンホーフは、標本入りのクーラーボックスを引き取るためにファン・ミューレムの自宅に向かった。彼はそれを、ギド・ファン・デル・グローエンに引き渡した。ただし、引き渡すに際してはちょっとした問題があった。「日曜日だったものでね」と、ファン・ニューウェンホーフは後に語った。「熱帯病研究所は閉まっていたんですよ。ファン・デル・グローエン教授の自宅の電話番号を調べるのに、ちょっとばかり時間がかかってね。でも、なんとか調べて、車で標本をアントワープに運んだんだ」

アントワープまではおよそ八〇キロの距離で、車で一時間ほどかかった。

「五月六日、標本がアントワープに到着したときは、二〇年ほど前の古い話を思い出して、内心穏やかではなかったですね」

二〇年ほど前、ヤンブクでエボラが発生したとき、アフリカから届いた最初のエボラの血液標本を受け取ったのがほかならぬファン・デル・グローエンの研究室だったのだ。その標本は彼自身が検査し、電子顕微鏡を使って彼自身の目で問題のウイルスを確認した。しかしそれは、もう昔の話である。

「今回は、私には何もできませんでした。ここにはもう、安全基準を満たすバイオセーフティ実験室がないもんでね。すみやかな原因追究をするための手段がないせいで、標本はCDCに転送するしかなかったんですよ。

そこでまずしたことは、標本を私の実験室に持ち帰り、クーラーボックスを開けました。万事遺漏ないか調べるために、プラスチック製の箱を開けたわけです。標本が漏れていないことを確認するためにね。それからまた、すべてを凍らせました」

すべてを凍らせたのは、その日はもう遅くて、ドライアイスを詰め込んで梱包のしなおしをして転送することができなかったからである。それに、翌日の日曜日はなおさら都合が悪かった。日曜日は、ベルギー中のすべてがアルコール漬けになってしまう。ドライアイスもないし、フェデラルエクスプレスも休みだしといったぐあいで何もない。だから、発送は五月八日月曜日まで待たなければならなかった。

しかし、五月八日月曜日は、これまた間が悪かった。五〇回目のヨーロッパ戦勝記念日で祝日だったのだ。

「第二次世界大戦時、ベルギーが、アメリカの友人たちとイギリスの友人たちによって解放されたという史実、ドイツに勝利したことを祝っていたわけです。

私にとっては勝利どころではなかったですね。地獄の一日でしたよ。研究所の電話は不通で、電話もできなければファックスも送れないといったありさまでね。フェデラルエクスプレスとも連絡がとれなかった。まるでアフリカにいるみたいでしたよ。だから私にとっては地獄の一日だったというわけ」

それでも彼はドライアイスのありかを見つけ、箱の梱包をやりなおし、自分の車に乗って、「エボラ標本を乗せたまま、フェデラルエクスプレスの支店を求めてアントワープ中を走り回った」。それ以前にフェデラルエクスプレスの支店に行ったことはなく、街のどこにあるかも知らなかったのだ。ようやくのことで支店を見つけたところで、彼は最大の難関に直面した。送り状の必要事項を記入し、窓口担当者に受領してもらうという大仕事である。「まちがっても疑いの念をもたれないように、窓口の若い女性の魅力的な目をきちっと見つめて」自分はそれをやり遂げたと、彼は語った。

それから彼は妻のオフィスに行き、C・J・ピーターズ宛にファックスを送った。

受け取り人払いの荷物を送りました。

一九九五年五月九日、アトランタ時間一〇時三〇分前後に着く予定です（フェデラルエクスプレスの弁）。

受領をしっかりと確認の上、私に連絡していただけますか。

エボラ用のELISA法抗体はお持ちですか。

なにとぞよろしく。

ギド

2　機関《エージェンシー》

疾病対策センター（CDC）は、キクウィトでエボラが発生した年に、設立からほぼ五〇年を迎えようとしていた。しかしこの節目を迎えるはるか以前から、CDCは病原体と人間との戦いを統括する作戦本部の象徴的存在となっていた。そこがカスパー、ワイオミング、ラサ、ナイジェリアであろうとどこであろうと、地元の公衆衛生当局が手に負えそうにない病原体と出くわしたときには、最後はCDCに連絡をとった。CDCが最後の拠り所だからである。相談にのってもらって助言を仰ぎ、問題となっている病原体の微量サンプルを送る許可を求めるために、みんなCDCに連絡を取るのだ。するとすぐに、病原体の正体に関する答えが戻ってくると同時に、対処の仕方と、その特定のウイルスなり細菌なりリケッチアが二度とはびこらないための防疫対策の指導がなされる。

現場での援助が必要な場合は、即座に援助隊が派遣される。CDCの防疫部隊は、数時間以内、遅くてもせいぜい数日以内に到着することで有名である。生物試薬や検査道具、実験用のウィルスなどが必要な場合も、CDCが提供してくれる。

それがCDCの存在意義であり、活動内容なのだ。なにしろCDCは最後の頼みの研究《ラ》所《ボ》であり、世界中のあらゆるウィルスと細菌の収容施設であり、地球上の対疫病戦部隊の中枢なのである。

しかし、実体はそれ以上の存在だった。設立五〇周年が近づくにつれ、CDCは巨大に膨れ上がった政府官僚機構の様相を帯びるようになった。掃除係から政策決定のトップまで一七〇種類の担当部署に総勢七〇〇〇名を擁し、衛生実務にあたる巨大な部隊がアラスカのアンカレッジからプエルトリコのサンファンまで国中に散らばっている。

アトランタ地区だけでも、CDCの別個の施設が八つもある。保健衛生の仕事に就いている四六〇〇人の連邦政府職員が、バックヘッド、チャンブリー、コーポレイト・スクエア、エグゼクティヴ・パーク、コガー・センター、ローレンスヴィル、タッカー各地区のオフィスパーク、産業センター、研究所で働いているのだ。しかし、夜のニュースや新聞に「アトランタの疾病対策センター」という名前が登場する場合、ふつうそれは、市の中心から三キロほど東のクリフトンロード一六〇〇番地にある十数棟の建物からなる中央本部のことである。

道路に面したクリフトンロード一六〇〇番地はあまりぱっとしない場所である。この伝説的な施設を収容する場所としては全体的に見てあまりにも小さくて質素なのだ。赤煉瓦の外装で各階に横一列に窓が並んだ六階建てのビルが一棟建っているだけで、運輸省自動車局か社会保障局の支局が入っている建物だと言われたほうがしっくりくるほど地味で退屈な外観をした建物である。

しかし、その建物が建っているのは丘の上で、その裏手は傾斜地になっていて、眼下に広い土地が見渡せる。そこは一つの小さな街といってよく、研究棟、標本冷凍庫、動物飼育室、たくさんのオフィスなどが迷路のように並んでいる。オフィスのなかには、以前はサル、ウサギ、ラットなどの実験動物の檻が並んでいた飼育室をオフィスに転用したものもある。そういう部屋の壁には窓が一つもなく、飼育係が動物の様子を見るために使われていた四角い覗き窓がドアにあるだけだ。そこをオフィスとしてあてがわれた新しい入居者は、ちょっとでもプライバシーを守ろうとして、その覗き窓に目隠し用の紙やアルミホイルなどを貼り付けている。それでも、ドアの上部に空いている小さな三角形の通気孔だけはいかんともしがたいのだが、まあ、少なくとも換気の要だけは満たしてくれているのだからよしとするほかない。飼育室転用オフィスの床には、壁と床のつなぎ目沿いに九センチ幅のコンクリート製の縁どりも走っている。もとは、掃除夫が飼育室にホースで水をかけて洗うときに水が壁と床の境目に溜まるのを防ぐ役目をするものだった。それがいまや、机やファイルキャビネット、本棚などが壁にじかに押し付けられるのを妨げる防壁の役目をしている。

しかしそんなものは、入居者をたいして煩わせない、些細な不便でしかない。

「私は飼育室で四〇〇人の部局を切り盛りしているんだ」とは、ウイルス・リケッチア病部局長ブライアン・マーヒーの弁である。彼のオフィスは六号館にある元飼育室で、その建物にはまだ九〇〇〇匹の動物——その大半はマウス、ラット、ウサギ——とそれよりも少ない数の人間が入居している。「それでも別に不便はないよ」

もう一つ、慣れてしまえば別に不便はないのが、最初はまごつかされる地上部の「地下二階」である。CDCのオフィスの半数あまりは、地下一階か地下二階か地下三階にあることになっているのに、その大半は地上部に位置しているのだ。たとえば15号館地下一階の窓から這い出そうものなら、二階下の舗道に転落することになる。こういうことは、建物の階数表示の規則は変えずに、後背地の下り斜面にどんどん建物を建て増していった場合にままあることである。

また、高度成長期にどんどん増築をし、人も増やして行き当たりばったりにオフィスを割り振った場合にもこういうことは起きる。御多分に漏れずCDCの場合もそれである。CDCの中央本部は、形態においても機能においても、小さな規模から出発して爆発的に成長したのだ。だいたいCDCの使命は、当初は明確で妥当なものだったのに、それがいまは、人間がいくらあがいたところで達成できそうにないほど漠とした壮大な規模に膨らんでしまっている。

ただし、「暴力」まで含めて人間が罹《かか》るおよそすべての肉体的、精神的疾患に取り組んで排除してしまおうという、なんでもござれの保健ユートピア主義の絶頂から出発したCDCの野望は、エイズやアフリカのウイルス性出血熱のほか、ハンタウイルス、レジオネラ、結核などといったもっとローカル色の強い病気の大流行の重みが積み重なって縮小を余儀なくされた。

これはしごく当然のことだが、ワシントンの国防総省《ペンタゴン》からアラバマ州スクラッチ・アンクルの郵便局に至る政府機関の同類同様、CDCの役人たちの口からも、もっと予算を増やしてくれという決まり文句が漏れる。もっともこれは、永遠に続く呪文ではある。なにしろこの機関は、一九九四年会計年度には、一年あたり二〇億ドルを超える予算をつかい尽くしているのだ。これはサウスダコタ州の年間総予算を超える金額であるだけでなく、ガイアナ、スリナム、モーリタニアといった開発途上国のGNP（国民総生産）を上回る金額である。しかし、CDCは、その使命が被った歪《ひず》みと守備範囲拡大のつけを背負わされてきたともいえる。この組織は、かつては人間が罹る病気を根絶する――あるいは少なくとも抑え込む――という目標に向かって一丸となって突き進んでいたのだが、最終的にその野望が膨れ上がり、なんでもござれの保健衛生誇大妄想に発展してしまったのである。「CDCの使命は、疾病、怪我、障害を防御することで生活の質と健康を増進することである」と、CDCの公式文書は謳《うた》っている。さらに、「当機関は、健康的な活動とライフスタイルの選択を促進し、健康的な環境を育むことにより、万人の生活の質の向上を追求する」とも。

CDCの起源は、「生活の質」とか「健康的な活動」、「ライフスタイルの選択」といった言葉が礼節を重んじる人々のあいだで許容されていた時代よりも前に遡る。実際上のいちばん最初の母体は、米国南部の地域でのマラリア防御を唯一の目的として一九四二年に政府が創設した専門機関である。

マラリアは、突然の発熱、悪寒、発汗が襲い、それに伴って体の衰弱、倦怠感、頭痛、激しい震えが起こり、ときには死に至る病気である。この病気は古代から知られていて、古代ギリシアやローマの医書にもその特徴的な症状が記載されており、この病気と湿地や沼沢地《しょうたくち》との関係まで指摘されている。マラリア――もともとはイタリア語で「悪い空気」という意味――は、軍務とも関係していた。マラリアの発生拠点であるアフリカ、インド、極東の地での戦闘に兵士が派遣されることがたびたびあったからである。それどころか、マラリアの原因がプラスモディウム属の微小な単細胞生物の寄生によることを発見したのはシャルル・ラヴェランという名のフランス軍軍医であり、アルジェに駐屯していた一八八〇年のことである。

そして、その寄生虫を媒介するのはアノフェレス属（ハマダラカ属）の蚊であり、吸血する際にその口吻《こうふん》から人間の血液内に注入されることを突き止めたのも軍医のロナルド・ロスで、ビルマ駐屯を経験した後の一八九七年のことである。こうした一連の事実からの当然の帰結は、蚊の防御ができればマラリア防御も可能であり、うじゃうじゃいる死神の手先から兵士の命を守ることは少なくとも可能だというものだった。

真珠湾攻撃から半年もたたないうちに合衆国公衆衛生局長官トーマス・パランが米国南部諸州でのマラリア防御を目的とした政府組織を設立したことは、その地域が合衆国陸軍の一大演習地であることからいって、意味のある行動だった。その組織はジョージア州アトランタに設置されるのがいいだろう。ジョージア州に広がる広大な湿地帯は、ハマダラカの一大繁殖地である。組織の名称としては、国防マラリア対策活動局が予定された。

パランは、一九四二年二月にその名称を提案し、二月いっぱいくらいはその案が生きていた。しかしまもなくパランは防衛地域マラリア対策局に名称の変更を行ない、四月になると再度名称を変更し、戦争地域マラリア対策局（略称ＭＣＷＡ）とし、これが正式名称となった。この組織に許された唯一の権限は合衆国南部におけるマラリア防御であることを考えると、「戦争地域」という名称はいささか奇妙である。ヴァージニア州アポマトックスの地でリー将軍が降伏して以来、その地域が「戦争地域」になったことなどないからだ。もっとも、CDCがアイデンティティを問われたのはそれが最初で最後というわけではない。

MCWAはピーチツリー通りにある義勇軍ビルの六階に拠点を構え、南部からのマラリア撲滅に乗り出した。四〇〇〇人あまりのハマダラカ撲滅隊が、南カリフォルニアからプエルトリコ、ヴァージン諸島に至る南部一帯で不快な虫にさまざまな殺虫剤――DDT、ディーゼル油、パリスグリーンという名の鮮緑色の有毒な薬剤など――を恐ろしいほど大量に散布し始めたのはそれから間もないことだった。その努力は、しまいには、公衆衛生担当者たちがマラリアを完全に撲滅できるんじゃないかといったことを口にするようになったほどの成功を収めた。もしそうなれば、戦争地域マラリア対策局は殺虫剤散布によって自らをも滅ぼすことになる。そんな暗い先行きに直面した当局の幹部たちは、官僚が昔から多用してきたやり方で対応した。組織のもともとの特権を拡大させ、それまでは含まれていなかった項目まで含むように改変したのである。そうするにあたっては、まだ手を付けられていない病気がほかにもたくさんあるという否定しようのない事実が正当化の材料に使われた。これは見たところ安全確実な戦術であり、後にCDCの何人もの長官が意識的に何度も繰り返し流用し、みごとな成功を収めることになる。結局のところ、組織としてすでにいかに多くの病気をその管轄下に置いていようと、いつだって別の病気が待ちかまえていたのだ。しかも、新しい病気が大流行するたびに、CDCの規模はまだまだ小さかったという証明になり、もっと予算を増やせと要求する絶好の機会になった。

「われわれはあらゆる危機を利用した」と、CDCのナンバースリーの地位にあるジャスティン・アンドリューズは語っている。「アジアのインフルエンザが流行したとき、われわれはもっと金を要求できる可能性を開いた。ブドウ状球菌騒動が起こったときは、予算の増額を要求してそれが実現した」

この実り多い方法に最初に気づいた人物は、合衆国公衆衛生総局の役人で医学博士のジョーゼフ・W・マウンテンという人物だった。一九四五年五月八日のヨーロッパ戦勝記念日の一週間後に開かれたMCWAの職員会議の席で、「みなさんを脅かすつもりはありませんが、われわれはこの戦争が終わったときのことを考えておかなければなりません」とマウンテンは発言した。

マウンテン自身は、しばらく前からそのときのことを考えていた。正確に言えば一九四二年からのことで、その年に彼は、現在の小規模なマラリア対策組織はもっと包括的な組織に改変できるというアイデアを思いついた。つまるところ、帰還兵たちは、兵隊生活における別の冒険の産物である性病といっしょにマラリア以外のさまざまな病気をもって帰国することになる。チフスからデング熱や黄熱病など、町の開業医には治療はおろか診断すら難しいありとあらゆる病気を持ち帰るはずなのである。診断治療にあたる医師のための訓練プログラムや基幹施設を設置しないわけにはいくまい。それだけでなくさらに将来を見据えていたマウンテンは、あらゆるタイプの感染症に取り組むことを目的とした政府主導の広範な保健衛生官僚機構を構想していた。

マウンテンはまず、MCWAの地味な後継者を設立するというつつましやかなスタートを切った。新しい組織の名称は伝染病センター（略称CDC）で、個々の州が地域ごとに抱えるさまざまな保健問題の処理を助ける業務に専心させることにした。合衆国議会はこの新しい計画に予算をつけないわけにはいかなかった。南部の魅力的な娘たちとすばらしいアメリカ男児をハマダラカから守るための殺虫剤散布器具を装備したMCWAのジープが平和な市街地の通りや公園を走る写真をマウンテンとその配下から手渡された上院議員や下院議員は、反対投票などするわけにいかなかったのだ。そんなことをすれば、神や自然に反対票を投じるに等しい暴挙となっただろう。

そういうわけで、一九四六年七月一日、戦争地域マラリア対策局はその職務を全うしたとして公式にその活動を形式的に終了させた。実際、その時点では合衆国からマラリアは事実上消滅していた。ただしそれと同じ日同じ場所に、伝染病センターが新設された。幸いだったことといえば、その前身がマラリアを相手にしていたおかげで、新設組織は感染症全般を扱うことができたことだろう。

キクウィトでの大流行で奇妙な点は、その正体が何であるにしろ病原体の出現のしかたの唐突さにあった。それまではそこになかったのに、翌日にはそこに出現していた。もっともこれは、感染症ではよくあることだ。「やつらはいつも水面下にいて」と、C・J・ピーターズは語る。「ときどきひょっこりと顔を出す」

それでも問題なのは、どうしてひょっこりと顔を出したのか、いつどこに顔を出すかだった。ある病気の発生は、端から見ると偶然の出来事で、不可知にして予想不能のように見えるかもしれない。しかし、実際には何事にも基盤をなすロジックがあり、何であれ起こったからにはそれなりの一連の理由と原因があり、それは完璧に解きうるものなのだ。それどころか、病気の本質と発生は既知の宇宙で生起する他の事象と同じように理解可能にして解析可能というのが、疫病の科学である疫学の基本前提である。自然法則は、素粒子から恒星や惑星まですべてに及んでいる。ならば病気にも及んでいないはずがないではないか。

「自然法則は病気の発生を支配している」と、一九世紀半ばの医療統計学者ウィリアム・ファーは述べている。「その法則は、疫学調査によって発見できる。それが発見できれば、疫病の原因を取り除ける可能性がぐんと高まる」

「疫学調査」を行なうには、当然のことながらまず最初に疫病が実際に発生していることを知らなければならない。じつはこれは、言うほど簡単なことではない。人は絶えず病気に罹っては死んでおり、それは生活の一部なのだ。そのなかにあって、「疫病」が進行中ということをどう見極めればいいだろう。

とりあえず、それに照らせば正常な健康状態からの看過しがたいずれ、いずれがくっきりと浮かび上がる基本線を設定するための健康状態モニターシステムがないことには、話にならない。過去においてそのようなモニターシステムを設置する試みは何度もなされたが、その多くはそれほど効果的ではなかった。一六〇〇年代になされた最初の試みでは、医師たちは保健当局に死亡数を報告するだけで発病数は報告していなかった。これでは、全体像の一部しか見えてこない。その後も報告システムが自発的なままだった時点では、個人の健康状態は医師と患者間のプライベートな問題であるという理由から、多くの医師が協力を拒んだという事実がある。そして正確なデータがようやく集められるようになっても、まったく何もなされないということが多かった。データの分析も仕分けもせず、データの意味を読み取る努力もなされなかったのである。ただ単に、死亡患者よろしく整理棚に死蔵されていただけだった。

実際的な健康サーベイランスシステムには、死亡数（死亡率）だけでなく罹病数（罹病率）のデータも必要である。そしてそれらのデータを基準点に照らして体系的に篩《ふる》い分ける。すると、「超過罹病率」と「超過死亡率」――それぞれ通常の率を超えたことの遠回しな医学的表現――が、健康レーダーのスクリーン上に点滅する光点として浮かび上がるはずである。

一九二五年には、指定された病気の発生数を州が連邦政府の公衆衛生総局に毎週報告するようになっていた。それでも、ある病気の発生を知るだけでは、その病気の蔓延を食い止める役にはいっさい立たない。少しでも食い止めるためには、何らかの直接介入を行なう必要がある。公衆衛生の観点からいえば、訓練を積んだ疾病治療班を非常待機させておき、訓練された防疫隊の常備軍を要請があれば瞬時に出動できる態勢に置いておくというのが理想的な対策である。それらのチームは、病気が突発した場所に急行し、その原因を見つけて感染経路を断ち、病気発生に終止符を打つ役目を担う。一九五〇年代初め、ＣＤＣの生みの親であるジョー・マウンテンは、遠い将来にそのような理想を実現するための組織を提案した。彼がそれに与えた呼称は「疫病情報部」だった。

マウンテンのもともとの考えでは、疫病情報部の主たる設立目的は病気を食い止めることよりも、むしろ病気の自然流行と人為的流行とを識別することだった。つまり、自然に発生した疫病か、敵国の手先が意図的に発生させた疫病かの識別である。時あたかも冷戦の最中であり、生物兵器戦の可能性が真剣に考慮され、しかも決して絵空事ではなかった時代である。なにしろ細菌が兵器として使用されない理由はなかったし、目に見えないほど微小でしかも致死作用を有するものが多く、侵入経路の痕跡も残さない細菌は兵器として最適なのだ。

一九五〇年、当時のCDCで働いていた数少ない疫学者の一人だったアリグザンダー・ラングミュアは、生物兵器による攻撃戦略が及ぶ範囲を説明している。後代の医学スリラー作家が縦横に利用して名を上げられそうなその報告によれば、一地域の食糧と水の供給源に致命的な病原体を接種しても、大損害を与えてしまった後でなければいっさい気づかれないという。病原体を仕込んだ雲をクリーヴランドの繁華街上空に送り込むことができれば、昼食を楽しむ群集の頭上に大量の炭疽病菌、天然痘ウイルス、小児麻痺ウイルスほか、神のみぞ知る恐ろしい病原体を雨といっしょに降り注ぐことができる。最悪のシナリオは、結果として引き起こされた感染症が、敵国の攻撃によるものとは認識されず、自然発生した突発的な流行と受け取られてしまうことだろう。発生した病気は人為的に引き起こされたものなのにあたかも自然発生したように見える偽装工作が施されているだけでも、それが自然発生した疫病かどうかを判断する困難はどうしようもなく増してしまう。

これが、ジョー・マウンテンの「疫病情報部」が提起した問題点だった。疫病情報部は訓練された一群の医療スパイを抱えることになるだろう。戦場に派遣されて感染症の発生源まで突き止める秘密諜報員の組織である。健康破壊工作を追跡する、生物兵器戦のジェームズ・ボンドとでも呼べばいい。

マウンテンがその案を最初に思いついてからおよそ一年後に、CDCはマウンテンが提案した基本線に沿って疫病情報部を正式に設立した。一九五一年七月に召集された最初の正式採用組は二二名の医師と一名の衛生技師で構成され、その全員がアトランタで六週間の疫学の実務訓練コースを受けた。基本原理は単純きわまりない。感染症に罹っている患者は、別の患者からうつされたか、人間以外の感染源からうつったかのいずれかである。いずれの場合でも、感染源を見つけるためになすべきことは、感染経路を逆に辿って発生源を突き止めることである。これはまさに字義どおりの捜査活動だ。猛威を振るっている疫病に果敢に襲いかかり、重要な鍵を握る人物、場所、時間、機会を追いつめる。犯人を捜して逮捕するのとまさに同じではないか。地図作りがこの作業の決定的な鍵を握る場合がままある。事実、疫学の歴史においてもっとも有名な調査の一つは、ジョン・スノーという名の医師が一八五四年に行なったもので、ロンドンの地図上に発症箇所をプロットすることでコレラの最初の発生地点を突き止めることに成功した。

コレラは症状が信じられないくらい早く進行する恐ろしい病気で、患者は、大量の水のような下痢と嘔吐によって、何時間というあいだに体重を一割あまりも減らしてしまうことがある。体重六〇キロの人ならば、半日で三キロから六キロも体重が減る計算だ。朝は元気だった人が、夕方までに死んでしまったという例が多く知られている。その死因は、単純な脱水症状で、患者は、体の水分を失って死んでしまうのだ。一九世紀半ばの医師たちは、その原因は地面から発生する怪しげな「瘴気」や悪臭のするガス、邪悪な気性などといったものによると考えていた。

ジョン・スノーはロンドンの地図を取り出し、患者が住んでいた場所にしるしをつけた。それによって浮かび上がったのは、五〇〇例の患者はブロード通りにある公共揚水ポンプから数ブロック以内に住んでいたという事実だった。病原の正体が何であれ、それは明らかにブロード通りのポンプに集中している。スノーは、問題のポンプを壊して使えないようにするよう市会議員に要請した。そこで市当局は、ポンプのハンドルをはずすことにした。すると、感染症は数日で減少した。後でわかったことだが、そのポンプは、水漏れのする下水管の近くの水源から水を汲み上げていた。そのせいで、その地域の飲料水の主たる供給源にコレラの病原体が侵入していたのである。

ＣＤＣの疫病情報部は、生物兵器戦工作員のことなどすぐに念頭から追い払ってしまった。そんなものが見つかったためしはなかったからである。そのかわり彼らは、自然発生する病気の突発的流行《アウトブレイク》に的を絞った。疫病情報部（略称ＥＩＳ）という名称はそのまま保持されたが、ＥＩＳの職員は、生物兵器戦を念頭に置いた疫病スパイという存在から、基本に忠実な単なる疫病捜査員に変身した。こちらの職務は挑戦意欲を大いにそそる仕事である。自然界の病原体は、敵国の平均的な工作員よりもはるかに狡猾で人目に付かず、謎めいているからだ。そう、この「謎」という要素こそが、こういう仕事を魅力的にしている基本要因なのだ。

疫病情報部は、すぐにCDCの活動の中心へと発展した。病気の監視と疫学的調査というその主要な活動が、ＣＤＣ全体の中心をなす活動になったのだ。

情報部の最初の部長アリグザンダー・ラングミュアはハーヴァード大学医学部出の医師で、その叔父にあたるアーヴィング・ラングミュアはノーベル化学賞受賞者である。ラングミュアの指揮下にあった一九五〇年代、ＥＩＳはいかような援助要請にも対応し、担当部隊の職員は連絡を受けた翌日には要請先の公衆衛生局に到着できる態勢を整えていた。ＥＩＳの職員は、テキサス州でのコウモリが媒介する狂犬病の突発的流行の調査やイリノイ州やカリフォルニア州での汚染された小児麻痺ワクチンの追跡にあたったり、ＷＨＯが一九六〇年代後半に行なった天然痘根絶計画では天然痘発症例の監視を行なったりした。しばらくするとＥＩＳのスタッフが海外に派遣されるようになり、派遣部隊のメンバーは短時間で世界のどこにでも急行できる態勢を整えるようになった。

その創設から四五年を経た今も、情報部はほとんどその姿を変えていない。変わったことといえば、現在の部長は三六歳の医師で、フリスビー競技「アルティメット」の優勝経験者ジョアンナ・バフィントンが務めていることくらいである。

実測値によれば、ジョアンナ・バフィントンは一五四センチちょうどである。「でもね、私はほんとはそれよりも背が高いのよ」彼女は片時も鍛錬を忘れず、常に戦闘態勢にある肉体の持ち主なのだ。職場へは自転車で出勤し、昼休みはジョギングをし、自転車で帰宅してからサッカーやフリスビーの試合に出かけたり、ときにはランニングに励む。彼女は高校、大学を通じてサッカーをやり、ウェズレイアン・カレッジでは二年間キャプテンを務めた。それ以外にも体操、トラック競技、テニスなどをやったこともあり、一時は運動生理学を専攻しようと考えたこともあったほどである。

マサチューセッツ州の出身で、六歳のときに仲良しのレッチ・グドウィンから生物学の実習サービスを受けた。レッチは、カエルに爆竹を突っ込み、導火線に火を付けてから後ろにさがり、カエルを爆発させたのである。ジョアンナは、母親ともども、恐怖ですくみあがったという。

ジョアンナの母親は、レッチがしでかしたことを実際に見せるために、新しいカエルを捕まえて脊髄を切断してから、レッチ、ジョアンナ、近所の子供たちが見守る前でカエルの解剖をした。ピクニックテーブルの上で、カエルの腹を開いて見せたのである。

「見てごらん、これが呼吸をする生きものなのよ」と、母親は子供たちに解説したという。

「ほら、心臓を見て。まだどっきんどっきんしてるわよ」

その実習教育以後、レッチ・グドウィンはカエルの爆破をしなくなった。「そのかわり彼は妹のパティの人形の家のプラスチック製トイレを爆破したわ」と、ジョアンナは教えてくれた。「開け閉めできる蓋と水洗装置もついた小さいけどすごいトイレでね、彼はそれをカエルのかわりに吹き飛ばしたというわけ」

ともかくもそれがきっかけとなり、ジョアンナは一人前の医師に成長し、一般診療に従事するようになった。

彼女はその仕事が嫌でたまらなかった。自分の体を大切にしない患者、肺炎に罹るのは四回目だというのにタバコを止めようとしない喫煙家、食事の量を減らそうとしない肥満タイプの巨漢、運動をしようとしない連中等々にがまんがならなかったのだ。

「私はそういう人たちに無性に腹が立つようになったの。でもこうも思ったわ。『ちょっと待てよ。医師というのはそんな感情を持ってはいけないことになっている。私は、同情的で思いやりのある先生と思われている』でも私は、そんな人たちに腹が立ってしょうがなくなってしまったの！」

彼女は、診療所に行くのさえ嫌になった。ある朝、自分が一週間もシートベルトをしていなかったことに気づいたとき、こんな思いが頭をよぎった。「『私は自殺したがってるのか』って、思ったわ。いいえちがうわ。単に、仕事にいかなくてもよくなるくらいの怪我をしたがっているだけだわ」

公衆衛生医なら誰もが、そうした気持ちを完全に理解するだろう。医師が公衆衛生に引き寄せられるのは、概して、型どおりの一対一の診療を退屈と思うか無意味と思うか、もしくはその両方のせいである。ジョアンナの上司はシートベルトの話を聞いて、ジョアンナは公衆衛生医の完璧な候補者だと思った。公衆衛生というのはまったく別の医療業務だと、上司は説明した。公衆衛生の対象は「群れの健康」であり、個人の健康ではなく集団の健康に的を絞る。目的とするのは、予防、免疫法であり、〝集団〟全体を健康にすることである。

ジョアンナは、ＣＤＣの疫病情報部トレーニングプログラムに参加することにした。疫病発生の原因出所を突き止めるための実践的実際的な教育二年分に値する訓練である。トレーニング参加中の医師たちが正式の教育を受けるのは夏期の数週間だけで、それ以後は自分で突発的流行の調査を行ないながら学んでゆく。

当時、アトランタ地区のある私設療養院では、わずかな「超過死亡率」を抱えていた。つまり、その療養院では通常よりもたくさんの人が死亡していたということである。問題は「なぜ」そうなのかだった。その療養院の医療関係者は、なぜなのかさっぱりわからなかった。原因が思い当たらないまま、死亡が続いていたのだ。そこで彼らは、ＣＤＣに連絡した。

ジョアンナは連絡を受けた日の午後にその療養院に到着した。彼女は院内を見て回り、職員に話を聞き、生き延びている患者から検査用血液を採取した。それでわかったことは、死者は、寝たきりでベッドから離れられない患者を収容した「寝たきり病棟」から出ているということだった。ということは、病原体が何であるにしろ、それは患者どうしの直接的な接触で広がっているわけではないことになる。事態がややこしくなった。感染症はどのようにして広がっているのだろうか。

採取した血液の検査結果が出るまでのあいだ、バフィントンは集めたデータの整理をした。個々人に関する基本的事実、死んだ人は誰で、発症したときにいた場所、最初の症状が現れた日付と時間などのデータである。そして、実践的疫学者の主要な武器と見なされているものを作成した。疫病発生の「感染曲線」を描いたのだ。それはデータをグラフ化しただけのものなのだが、目に見える形にされたデータは思いのほかたくさんのことを教えてくれる。とくに大きめの流行だと、病気が連続した波のように押し寄せてくることや病気の潜伏期間がわかるほか、可能性として考えられる病原体とそれが患者から患者へ伝播した仕方に関する最初の仮説を立てることができる。

そういうわけで彼女は、横軸が時間、縦軸が各日々ごとに発生した患者数を表すグラフを描いた。そうやって得られたヒストグラム（棒グラフ）は、流行が続く中の各時点ごとに発症した患者数を表していた。

この結果と聞き取り調査を総合したところ、一人の人間がベッドからベッドへと歩き回りながら病気を伝播しているかのような構図が見えてきた。そしてさらに細かい調査を行なったところ、「寝たきり病棟」で働く看護師の一人は、患者間を移動する際に自分の手をきちんと洗っていないという事実が判明した。一人の患者の世話をした後は、手を洗ってから次の患者のベッドに移るという注意を怠っていたのだ。ひどい不注意である。病気の種類は、届いた血液検査の結果によれば、療養院の年老いて体の弱った人たちにとってはきわめて危険なウイルス病であるパラインフルエンザだった。以上、謎解き終わり。

「標準的な感染予防法をもっと忠実に励行させただけで、その件は解決したわ」と、バフィントンはそのときを振り返った。「患者間を移動する前に手を洗うこと、それが問題解決のすべてだったのよ。手を洗うっていうのは、いちばん基本的な予防法なの」

ジョアンナは、新しい感染症の流行を調査するたびに、清潔というただそれだけのことが健康を保つ上でいかに重要か、人々は常識であるそのことをいかにばかにしているかに、繰り返し驚かされた。たとえば、ワイオミング州キャスパーで起こった肝炎の流行例がある。その地の子供たちの一部でA型肝炎が流行していたのだが、誰もウイルスの出所を突き止められずにいた。しかし、症状は単純である。

「熱がちょっと出るかもね」と、ジョアンナは説明してくれた。「腹痛、頭痛、それと黄疸。この段階になるとみんな気づき始めるわね。『あらまあ、この子顔が黄色いわ』って。肝炎は肝臓の病気だから黄疸になって吐き気がして下痢気味になって、便の色が淡くなって粘土みたいになって、尿がすごく濃い色になって顔が黄色くなる」

そういうわけでとにかく彼女はキャスパーに出向き、感染した子供たちとその親から聞き取り調査をした。最初に発症した家族にも会った。その家族は、流行が始まる一カ月くらい前にパインリッジのインディアン居留地近くで休暇をすごしていたことがわかった。肝炎の潜伏期間とどんぴしゃりのタイミングである。

そのインディアン居留地が肝炎ウイルスの出所だろうなと、彼女は考えた。A型肝炎は、アメリカ先住民のあいだではありふれた病気であるとされている。それどころか、パインリッジ居留地ではA型肝炎が流行っているせいで、まさにそこで新しいA型肝炎ワクチンの試験が行なわれている最中だった。

しかしさらに突っ込んだ質問をしたところ、その近くで休暇を過ごした家族は、居留地そのものには行っていないことがわかった。近くのリゾートに滞在していただけなのだ。

しかし彼女は、そのリゾートにはスパがあったと聞かされた。それと、そこにいた客のなかには、大いに健康に気をつかい、物事を分析する知性もあふれているというのに、おむつをしたままの乳児をそのスパに浸けていた人もいたことを教えられた。

温水スパに汚いおむつ！　ジョアンナ・バフィントンにも、肝炎を蔓延させる上でこれ以上の方法は思いつかなかった。まったくひどい話だが、少なくともジョアンナは謎解きを楽しみはした。

謎といえば、なんといってもメイン州の大腸菌のケースに匹敵するものはない。その地の病院では、二歳の子供が溶血性尿毒症症候群で死亡した。それは珍しい腎臓障害で、症状の一つとして下痢に血が混じる。病気の原因はO157H7型大腸菌で、免疫機構が完全に発達していない小児にはとくに危険な病原菌である。そのときは、死亡した子供のきょうだいが同じ症状で入院中だった。そのきょうだいは、どこでその病原菌を取り込んだのだろう。

バフィントンはもう一人のEIS職員ポール・シースラックと共にメイン州に飛び、家族に話を聞いた。そして、感染経路は子供たちのベビーシッターであることを突き止めた。ベビーシッターの女の子自身もいったんは発症してから回復していたのだ。

ベビーシッターが感染したのは、その子がニューハンプシャー州の農場に滞在していたときだろうと、バフィントンとシースラックは見当を付けた。農場には牛がいて、そのうちの何頭かは屠畜されてハンバーガーにされた。生焼けのハンバーガーは、大腸菌感染症の古来有名な伝播者である。そのベビーシッターは、ハンバーガーを食べて問題の大腸菌を取り込んでしまったにちがいない。

ただ一点を除いて、ここまでの推理にぬかりはなかった。そのベビーシッターは菜食主《ベジタ》義者《リアン》だったのだ。

そこでバフィントンとシースラックは、第二の推理を立てた。低温殺菌していない生の牛乳から感染したのではないかというものだ。生の牛乳も、古来有名な大腸菌感染症の供給源なのである。

そこで二人はその農場に飛び、牛を綿棒で拭い、牛乳を調べてみた。しかし、大腸菌はいっさい検出されなかった。

それだけでなく、そのベビーシッターは牛乳を飲んではいなかった。「彼女は乳製品もいっさい食べない主義だったの」とジョアンナは説明してくれた。「彼女は厳格な完全菜食主義者だったのよ」

そうなると、怪しいのは井戸水である。菜食主義者だって水は飲む。

そこで、ジョアンナ・バフィントンとポール・シースラックは一〇月の涼しい秋の日に再び農場に出向き、さらにたくさんの検査用標本を採取した。水を採取したし、牛の血液も採った。そのほか確実を期すために、綿棒を手に歩き回り、ちょっと関係なさそうなものまで手当たりしだいに拭いまくった。

「私たちは鶏小屋を拭い、鶏を拭い、菜園の野菜まで目に入ったものなら何でも拭いまくったわ」

皮肉なことに、犯人は野菜だった。野菜には、大腸菌の混ざった牛糞が肥料としてかけられていた。ベビーシッターは、その野菜をよく洗わずに食べていたのだ。みんなどうして〝洗う〟という単純なことができないのだろう。ジョアンナには納得しがたいことだった。

　それでもメイン州に戻ったときのジョアンナは、完全に疾病探偵になった気分だった。「すごくいい気分」彼女は検査用標本を採取するために農場内を歩き回りながらそう思った。「澄み切った一〇月の青空。ああ、いい天気。この小さな採取標本を手に入れて、われわれは何かを見つけようとしているのよね」

　その時点のジョアンナ・バフィントンは、いつの日か自分が二〇世紀後半においてもっともマスコミに騒がれた病気の流行に関わることになろうとは、夢にも思っていなかった。しかし一九九五年の八月には、彼女もキクウィトにいることになった。

3 「一大事です」

キクウィト標本は、ギドがアントワープから送り出した翌日の五月九日火曜日にアトランタに到着した。荷物は、その日の午前八時四一分に、1号館の地下二階（地上レベルにある）の搬入口に配達された。搬入口に下りてきてその荷物を受け取ったのは、特殊病原体部の研究室長トム・カイザックだった。

その荷物は横幅およそ六〇センチのダンボール箱で、航空貨物の送り状によれば重量四八五グラムとのことだった。送り状には、「危険物　感染物質　人体に感染可能」という注意書きがあった。ここ疾病対策センターでは、こういう荷物は日常茶飯事もいいとこである。そんなものは毎日どっさり届く。

カイザックは箱を抱えると駐車場を横切って15号館に向かった。そしてカードキーを読みとり機に差し込んでドアを開け、エレベーターに乗って一階上の「地下一階」にある自室に入った。

15号館に収まっているウイルス・リケッチア病研究室は、それ自体がCDCの小さな独立国である。15号館は本部の敷地内ではいちばん新しく、一九八八年に新築された全館ステンレス鋼とセラミックタイルの建物だ。まるで宇宙ステーションのような外見で、ウイルスを漏らさないために陰圧状態を作り出すべく回り続けているファンの音を除けば、ひっそりとしている。

カイザックと病因論研究室長ピエール・ロランは実験着と手袋に身を包み、荷物をP3実験室に運び入れ、外側のダンボール箱を開封した。そこは最高度の密閉性を誇るバイオセーフティ・レベル4（BSL4）の実験室よりも保安度と厳重度で一ランク下のレベル3の実験室である。開けた箱の中には発泡ポリスチレンが詰めてあり、その中にドライアイスに覆われた金属製の缶が入っていた。カイザックがその缶を開けると、中からはジッパー付きの透明袋に収められて凍らされた血液入りのガラス瓶が出てきた。

カイザックが割れたガラス瓶がないかを調べたが、すべて無事だった。彼は蓋は開けないままで、個々のガラス瓶に記されたデータ――患者の氏名と採血した日付――を読み上げ、コンピュータに打ち込んでいった。それが終わるとピエール・ロランが宇宙服に収まり、標本を持ったままエアロックをくぐり抜けてバイオセーフティ・レベル4の最高度に密閉された実験室に入っていった。BSL4実験室は密封された部屋で、外界から隔絶されており、その中に入ると彼はもうアトランタにはいないような気がした。

ロランは標本を解凍し、中身を等分して小さなサンプルに分けた。そして一部のサンプルは傍らに置き、残りのサンプルにガンマ線を照射した。ガンマ線を照射したのは、ウイルスを殺して感染力を奪うためである。こうしておけば、宇宙服を着込まなければならない最高度に密閉された実験室（MCL）の外でもウイルスの正体を調べることができる。「放射線を当てた後もMCLの中で検査を続ける理由はない」と、ロランは説明してくれた。「外のほうがずっと仕事がしやすいからね」

ピエール・ロランは試験管立てを持ってMCLを離れ、B105実験室に持ち込んだ。コンピュータ、恒温器、遠心分離器、その他標準的な実験器具がずらりと並んだバイオセーフティ・レベル3の実験室である。ロランはそこで、メアリー・レーン・マーティンにサンプルを手渡した。

メアリー・レーン・マーティンは几帳面で物静かな微生物技師で、CDCで働くようになって二九年になる。じつは、一年以内に退職する予定だった。彼女はアトランタの東五五キロほどのところにあるジョージア州コヴィントンの生まれで、強い南部訛がある。CDCに勤めた一年後の一九六七年、彼女はマールブルグ病の最初の血液標本を扱った。ドイツのマールブルクで発症したサルと人間から採取された標本で、それがウイルス性出血熱騒動のそもそもの端緒を切ることになったという曰く付きの代物だった。

メアリー・レーン・マーティンは午後二時半にサンプルを受け取り、ＥＬＩＳＡ（エライサ）法の準備を始めた。ＥＬＩＳＡというのは「固相酵素免疫検定法（エンザイムリンクト・イミュノソーベント・アッセイ）」の略で、基本原理は簡単である。未知のウイルスのサンプルに、特定のウイルスに対してだけは化学的に反応するがそれ以外のウイルスには反応しない酵素を加えるのだ。たとえばある種の酵素は、マールブルグウイルスを加えると反応するが、ラッサウイルスやエボラウイルス、クリミア・コンゴウイルスなどを加えても反応しない。反応するウイルスを加えると酵素は特定の色に変わるが、それ以外のウイルスでは変化を起こさない。この極端なまでの選択的な反応、すなわちただ一種類のウイルスに対してだけ試薬が変色するという事実が、未知のウイルスの正体をはっきりと特定してくれる。

この種の検定法は台所でもできる。要は、実験操作の鍵を握る適切な酵素さえあればいい。前日のファックスでギド・ファン・デル・グローエンが「エボラ用のＥＬＩＳＡ法抗体はお持ちですか」とＣ・Ｊ・ピーターズに尋ねた理由はそういうわけだった。しかし、ＣＤＣにそんな質問をするのは、連邦準備制度に紙幣はあるかと尋ねるようなものである。ＣＤＣが大量に供給しているものこそ、まさに世界中の有名無名さまざまなウイルスの診断用試薬なのである。

かくしてメアリー・レーン・マーティンは、五月九日午後三時頃にかねて用意のプラスチックプレートを取り出し、そのプレート上にある九六個の窪みにキクウィト試料を一定量ずつ垂らし始めた。実際の操作手順はいささかややこしいし、かなりの技術とちょっとしたこつが必要であり、さまざまな試薬を正しい順序で加えては洗い流し、その後でまた何かと混ぜ合わせて恒温器に入れたりなどしなければならない。必要なもののなかには、スキムミルクやホースラディッシュペルオキシダーゼもある。

秘密を明かすための最後の試薬を加えるのは、開始してから三時間後の午後六時か六時半である。エボラウイルスを含んでいれば、その試薬を加えた段階でプレート上の窪みが緑色に変色するし、それ以外のウイルスならば何も起こらない。

トム・カイザックとピエール・ロランの二人も実験台にやってきて、試料の入った窪みにピペットの照準を合わせ、プランジャーを押して試薬を垂らす彼女の手元を見守っていた。

「最後の試薬を加えたとき、陽性反応が起こるのがすぐにわかったわ」と、彼女は話してくれた。「ほとんどすぐ、変色が始まったのよ。それが陽性反応の始まりだっていうことはわかっていましたからね」

試料入りの窪みは、次から次に緑変していった。

「おいおい、こいつを見ろ！」とトム・カイザックは言ったという。「陽性がこんなにあるぞ！」

ピエール・ロランはいったん部屋を出て一分後にカメラを持って戻ってきた。ロランは、窪みがさまざまな濃度の緑色を呈している一〇センチ×一五センチのプラスチックプレートを膝に乗せたメアリー・レーン・マーティンの写真を二枚撮った。

それがエボラの色だった。

伝染病センター（CDC）としてよみがえって三年、旧MCWAは、マラリア防除以外にもたくさんの業務をこなしていた。州や地方の公衆衛生担当者を集め、退役軍人が罹っている熱帯病への対処の仕方を教える講習会の開催もその一つ。合衆国内や海外での講習会で使用される「保健映画」や視聴覚資料の作成もその一つ。ジョージア州チャンブリーにあった退役軍人病院の建物は、廃院後、研究所に変えられた。

CDCは、独自の図書室と共済組合を持つまでになり、昆虫博物館まで備えていた。もはやピーチツリー通りの建物だけでは収まりきれなくなり、あふれた分は、アトランタ、モンゴメリー、サヴァナに点在する三五の建物に収容されていた。それでも、上昇カーブを描いて成長を続ける組織には、これでもまだ規模が小さすぎた。本部を設置する必要性があることはいうまでもない。しかし、いずれの問題も、近い将来において議会の承認を得られる見込みはなかった。ところが、別のところから援助の手が差し伸べられることになった。しかも、政府機関とは一切関係のないところから。それにしても、こんなにも成長を続ける政府の保健機関、公衆の健康増進の願いを叶えるお手本のような機関を、こともあろうにコカ・コーラ社の社長がその窮地から救いだすなどということを、はたして誰が想像しただろう。

コカ・コーラはジョージアで誕生した。一八八八年にアトランタで会社組織となり、やがて、ロバート・W・ウッドラフという人物が六〇年以上にわたって支配することになった。ウッドラフは無愛想で独立心旺盛な人物である。エモリー・カレッジ、今のエモリー大学に通ったが、しばらくは彼独特の代理人制度をとっていた。ほかの学生に金を払って宿題をやってもらったのだ。「自分よりうまくこなせる人間を手配できるなら、そうしたほうがいいに決まってる」というのが、ウッドラフの言い分である。

コカ・コーラ社の経営を引き継いだはじめの頃、ウッドラフは、アトランタの南二〇〇キロに隣接するジョージア州ベイカー郡に私有の猟場イチャウウェイ農場を購入した。イチャウウェイは、松林、畑、放牧場からなる広さ一・二ヘクタールのすばらしい場所である。長閑《のどか》な牧草地では、命じられるとコークを瓶からがぶ飲みするよう仕込まれたシルヴァーという名のパロミノ種の馬が草を食《は》んでいた。おそらく、ペプシには触りもしなかったにちがいない。

ウッドラフは、しばしば不眠症になり、一人でいるのがいやになった。そうなると、昼夜かまわず客たちを家から連れ出して馬に乗せ、キツネ、シチメンチョウ、ハト、ウズラなど、農場にいる主だった狩猟鳥獣を狩ろうと言い出した。ところが、イチャウウェイには、マラリア原虫を媒介するハマダラカもびっくりするくらいたくさんいた。一時期、ベイカー郡にはマラリアが蔓延し、全住民の六割近くがマラリアに苦しめられていたと推定される。使用人の一人がマラリアに罹ってひどく震えているのをはじめて見たとき、ウッドラフは、心底のけぞった。

「いったい、あいつはどうしたっていうんだ」

「マラリアです」

それからただちにウッドラフは、キニーネの錠剤を一樽取り寄せた。一〇〇人はいる農場の使用人に飲ませるためである。当時、キニーネは特別な治療法だった。しかも彼は、地元新聞に広告を出し、地元住民なら誰にでもキニーネを提供すると申し出た。その後、ウッドラフはエモリー大学に寄付をし、イチャウウェイにマラリア研究所を設置させた。

そればかりか、大学がクリフトンロードの大学本部に隣接する六ヘクタールの土地を購入するための寄付を行ない、その土地をCDCに譲渡させた。それまでCDCはマラリア防除に関して数え切れないほどの奇跡を起こしてきたと、ウッドラフは思っていたのだ。

一九四七年、CDCはロバート・ウッドラフが寄贈した六ヘクタールの土地を、一〇ドルという名目支払金を払って購入した。しかし、それから何年かたったというのに、その場所に建物が建てられる気配はなかった。そこでまたもやウッドラフが介入した。当時の合衆国大統領ドワイト・D・アイゼンハワーは、しばしばイチャウウェイに滞在して狩猟を楽しんでおり、ウッドラフとはファーストネームで呼び合う仲だった。一九五〇年代半ばのある日、ウッドラフは大統領に電話をかけた。大統領は、大好きなゴルフを楽しんでいる最中で、その日はデンヴァーのチェリーヒル・カントリークラブにいた。

「やあアイク、鉛筆と紙はあるかい」と、ウッドラフは尋ねた。「どうして政府は、アトランタにCDCのビルを建てないのかね」

「そうだな、手紙をくれよ」と大統領。

「手紙を書くつもりはない。私は、鉛筆と紙はお持ちかと尋ねているんだよ」

語り伝えられている話によれば、それからすぐに、長いあいだ中断していた設計施工計画がついに実現の運びとなったという。すべて、ウッドラフ個人の命じるままになされたことであるとも。

なるほどウッドラフは、無口で秘密主義だったかもしれない。臭い葉巻を好む男だったかもしれない。しかし彼は、生まれながらの慈善家でもあったようだ。「あの人は、善を施したいという強い志の持ち主だったね」と、CDCの前所長で、ウッドラフ本人を知っていたビル・ワトソンは語る。

メアリー・レーン・マーティンがエボラの検査結果を出すまでのあいだに、CDCのキクウィト派遣チームの出発準備は整っていた。アリ・カーン、フィリップ・カラン、ピエール・ロランの三人からなるチームである。

この三人は全員が医師免許の保有者だが、それ以外の点ではあまり共通点はなかった。アリ・カーンは、一九九一年に疫学情報部（EIS）の研修プログラムに参加して、一九九三年に修了し、それと同時にCDCウイルス・リケッチア病部の医療疫学者の職に就いた。目下は特殊病原体部局の疫学責任者の地位にあり、三一歳という年齢のおかげもあって、すでに重い感染症の大発生を何回か経験していた。もっとも、彼が扱った事件の大半はハンタウイルスが病原で、フォー・コーナーズ周辺でハンタウイルスが発生したのは、CDCに入所して一週間ほどしかたっていなかったときのことだった。それ以外に散発的な発生が国内のそこここで起きており、アリ・カーンは調査のために西部中を飛び回った。

たちまちのうちに彼は足で稼ぐ疫学の専門家になった。青いバックパックを背負い、小さな緑の手帳を持って戸別訪問し、住人の話を聞いて回る調査法である。彼は昔の事例も調べ、一〇年以上も前の謎を解いた。

「ユタで会った、若い女性の旦那、三五、六歳で二人の子持ちのケースなんですけどね。その旦那はどうってことなく普通の生活をしてたのに、ある日突然、熱が出て頭痛と筋肉痛がして、具合が悪くなってしまったんですよ。そして発病から二日で呼吸困難に陥り、三日目に死んでしまった。あっけなくね。緊急治療室で死亡したんです」

正確な死因は誰にもわからなかった。ただ、家庭医が血液と組織標本を採取して、後の死因調査のために保管していた。一〇年後、合衆国南西部でハンタウイルスの流行が始まったとき、その医師は冷凍庫からその標本を引っぱり出し、CDCに送る手配をした。その検査結果のことで死亡患者の家族に連絡を取り、患者の死因はハンタウイルスだったと告げたのが、アリ・カーンだった。

「ぼくは家族のところに行ってこう言いました。『あなたのご主人が亡くなられた原因はこれです』とね。そしたらご家族一同、父親、奥さん、母親、子供たち、みんながそれを聞いてほんとうにほっとした感じでした。まあ言ってみれば、やっと幕が引かれたというわけですからね」

アリ・カーンが、キクウィトでの疫学調査の責任者となる。しかし、その職務を果たす上で、彼には一つ大きな障害があった。フランス語ができないのだ。「ボンジュール、ボンソワール、これがぼくが知っているフランス語のほぼすべてです。おっと、〝ボン・ドルミ？〟、『よく眠れたかい？』ってのも知ってるな」彼にはつきっきりの通訳が必要なのだ。残る二人のメンバー、フィリップ・カランとピエール・ロランにその問題はなかった。

フィリップ・カランはベルギーで生まれ育ち、医師免許だけでなくウイルス学の博士号も持っている。彼はCDCの新入りで、キクウィト問題が勃発する二カ月前に初めてアトランタの土を踏んだばかりだ。顎髭を生やした小柄な男である。親切で穏やかで、まるで修道院のブドウ畑を管理しているカトリックの僧侶を思わせる気品をたたえている。そんな彼も、エボラ隔離棟の第三病棟では別の表情を覗かせた。自分がそこで大半の時間を過ごすことになることをあらかじめ知っていたからというわけではない。後に彼は、「キクウィトでの私の仕事に関して、特別な指示はありませんでした」と語った。「血液標本の採取を手伝えるだろうぐらいのことは考えていました。でも、その時点ではまだ、どんな状況なのか、どういう人がすでに入っているのかなどといったことは、よくわかっていませんでした」

　五月七日の日曜日、カランは15号館の研究室でハンタウイルスの遺伝学的研究をしていた。そこへ、それまで地下二階の会議室に籠っていたブライアン・マーヒーとC・J・ピーターズがやってきた。二人は、わかっている状況をカランに説明した。ザイールで大規模な感染症が発生していること、四月一〇日にキクウィトの病院で行なわれた手術と関係しているらしく、それ以後、手術室の職員の多くが発病して死亡していること。エボラという可能性もあるし、クリミア・コンゴ出血熱の可能性もあるし、その他の原因も考えられるが、それは誰にもわからないこと。そして、フランス語を母国語とするウイルス学者、医師として、CDCの派遣チームといっしょに現地に飛ぶ意志はあるかどうかをカランに尋ねた。出発は二日以内だという。

　もちろん、ことわるつもりはなかった。すでに彼は、CDCの基準による基本的な予防注射はひとそろい済ませていた。あとは腸チフスの注射を打つだけでいい。飛び立つ前にマラリアの予防措置も済ませる必要はあるが、それ以外の点ではいつでも出発できる態勢にあった。

　そしてピエール・ロランがいた。彼はどういう基準からしても侮りがたい存在である。ロランは背が高くてでかい。ぎょろりとした青い眼に睨まれるとすくんでしまいそうだ。

根っからのフランス人で、ユーモアと機知に富んでいる。どこから見てもパリジャンという感じだが、実際の生まれはモロッコの首都ラバトである。妻と四人の子供がいて、獣医学部に入れなかったというだけの理由で医師になった。「フランスでは医者になるよりも獣医になるほうが難しいんだよ」と彼は言う。「うっかり試験日を忘れてしまったもんで、しかたなく医学部に入ったのさ」

ロランはモンペリエ大学医学部で、パストゥール研究所出身の教師の感化を受けた。パストゥール研究所は、パリのモンパルナス地区という魅力的な場所にある微生物学の研究所である。ロランは、医学部修了後にパストゥール研究所でウイルス学の講習会を履修し、すっかりウイルス病の虜《とりこ》になってしまった。

「ぼくの関心は全般的なシステムとしてのウイルス病にあるんだ」と、ロランは語る。「ウイルスそのものだけでなく、患者の体内で発生した病気、感染パターン、病原体保有者、生態学的サイクル、まあ昔風の言い方をするならウイルスの博物学に関心があるんだよ」

ロランは、パストゥール研究所で研究者となり、ピエール・サローの下で働くようになった。サローは、一九七六年にヤンブクではじめてエボラが発生したときに、CDCの派遣チームよりも先に現地の病院に駆けつけた人物である。その後、サローとロランはパストゥール研究所に出血熱研究室を創設し、ロランはそこで致死性病原体実験室《ホットラボ》での実験操作を身に付けた。

CDCでのロランの主食はコーヒーである。一リットルは入りそうな断熱性のマグカップを手放さない。それと、机に置かれたCDプレーヤーからは常にくぐもったジャズが響いている。

CDCのキクウィト救援派遣団のリーダーはピエール・ロランが務めることになるはずだった。しかし、それがどういう任務を果たすことになるかは、出発前の時点ではロランにもわからなかった。というよりもロランは、こういう状況では前もって計画を立てないことを旨としていた。「疫病の発生地に行動計画を持って乗り込めば、何でもごり押しすることになる」というのが彼の説明だ。「アフリカでのぼくの経験で言えば、とにかく現地に出かけて、なすべきことは何かを自分の目で確かめ、それを実行すればいい」

伝染病センター（CDC）には、一九六〇年まできちんとした本部がなかった。しかし、本部を設置する必要が生じてきた。CDCは、政府のお下がりの雑多な建物や事務室からなるみっともない集合体となっていたからだ。御用済みになったバラックや病棟、食堂などといった建物ばかりで、どれをとっても、お世辞にも公衆衛生の牙城と呼べる代物ではなかった。なにしろ、多くの建物は荒れ果てた木造建築物で、その中で働けば寿命が縮まりかねない。事実、研究者ばかりか事務職員まで、センターが予防しているはずの病気に罹る始末だった。すべてが笑い話ではすまない事態だったのだ。仕事場は、夏は冷房がなく、冬は十分な暖房がない。動物飼育施設は逃亡防止措置が十分ではなく、サルが檻から逃げ出すことは日常茶飯事で、敷地内から忽然と姿を消すこともしばしばだった。事態は、当直将校制を導入しなければならないほど悪化した。その主要な任務の一つは、逃げ出したサルの回収である。

健康管理の面から見ると、研究室の状態はさらにひどかった。CDC史編纂者のエリザベス・エスリッジは語る。「CDCの研究室には、耐菌性の壁も、部屋ごとの空調設備も、大型恒温器も、極低温冷蔵庫も、換気装置と空気排出焼却装置を備えたクリーンベンチもありませんでした」

以上が、CDCに欠けていたものだった。あったものといえば、アトランタのクリフトンロードに面した六ヘクタールの空き地と、そこへの建築計画だった。公衆衛生体制を支援する大天使たる二人の連邦議会議員、ジョン・フォガティとリスター・ヒルがいなければ、その計画も水泡に帰していたはずである。

ジョン・E・フォガティ下院議員は、下院のミスター公衆衛生として有名だった。フォガティはロードアイランド選出の民主党議員で、最終学歴は高卒の元レンガ職人である。彼は大量のレンガを積んで、一九三六年に二三歳でロードアイランド州レンガ職人組合の委員長に選ばれた。そしてそのわずか四年後の一九四〇年、その地位に上積みをして下院議員の席に座った。

その後、公衆衛生問題に取り組むようになった経緯は、フォガティ自身にとってもちょっとした謎である。「医療が重要だと確信させるようなことが子供時代にあったわけじゃない」と、フォガティは語っている。それなのに彼は、下院歳出委員会委員長として、何十億ドルもの歳出に賛成した。トルーマン政権の閣僚は、そんな無駄金を公衆衛生に支出することにはいっさい関心がなかったにもかかわらずである。フォガティは上院に相方を確保し、二人で公衆衛生財源確保のための結社を組み、かなりの金額の財源法案をなんとか通過させた。

フォガティの相方の上院議員がリスター・ヒルである。ヒルは、ジョージアよりもさらに深南部のアラバマ州選出の民主党議員だった。ヒルの父親は外科医で、ジョーゼフ・リスターにちなんで息子をリスターと名付けた。リスターは、一九世紀半ばにはじめて消毒薬の使用を開始したイギリスの外科医で、後にリステリンという商品名でその名を不滅のものとされた人物である。リスター・ヒルが提案した法案はヒル法案と呼ばれるようになり、たった一つの議会制定法で四〇〇〇もの病院と保健所が設立されることになった法律の発起人といわれている。

フォガティとヒルは、保健問題を監督する上院、下院それぞれの歳出委員会委員長の職にあり、保健支出に関する公聴会の司会をした際には、両人とも、支出に最大の便宜を図った。控えめな嘆願者が依頼するつもりだった額を大幅に超える支出だったことも稀ではなかった。かしこまった様子で少額の交付を嘆願しに来た者が、莫大な交付金にびっくり仰天することもたびたびだったのだ。

国立衛生研究所（NIH）所長のウィリアム・ヘンリー・セブレル博士は、フォガティ下院議員の委員会に出席したときの様子をこんなふうに語っている。「私の証言は、早い話、あといくら必要なのかという質問に終始しました。フォガティは、こんなふうに質問します。『あなたは、これこれしかじかの金額が入り用だと要求できるだけだということとは承知しています。それで、制約がないとしたら、いくら要求しますか。いくらなら、有効につかえますか』」

リスター・ヒルも同じだった。証人の証言が終わったところで、ヒルは机の上に身を乗り出し、南部人特有のゆったりしたしゃべり方でこう切り出す。「せーんせー、このすばらしー計画にはこの金額でじゅーぶんなんですね」

この二人の金庫番が舵取りをしたおかげで、必要とする財源法案はほどなく議会を通過した。九〇〇万ドル近い予算が当てられることになり、クリフトンロード一六〇〇番地にＣＤＣ本部ビルがそびえることになった。丘の下り斜面に建つ六棟からなる建物群である。それぞれ、事務棟、研究棟、講堂と食堂、視聴覚施設と録音スタジオ、それとたくさんの動物飼育室などが収まっている。おまけに独自の発電施設まで備えている。

なにしろ一九五〇年代に南部のアトランタに建てられた建物である。新築の伝染病センターのトイレは、白人用と黒人用別々だった。この措置は、リスター・ヒルの意にかなうものだった。彼は、こと公衆衛生問題に関しては過剰なほどリベラルだったが、黒人公民権に関しては徹底した敵方だったのだ。一九五六年には、他の南部選出議員一〇〇名と連帯して、いわゆる南部宣言に署名している。連邦最高裁が一九五四年に下した学校差別は憲法違反であるという判断を批判し、「既存の国法に関して市民個人と社会の理想」を代弁する「司法権力の明らかな乱用」であるとした文書である。その後もヒルは、一九五七年と六〇年の公民権法案に反対票を投じた。しかし、一九六〇年の開所式典からほどなくして風向きが変わり、ＣＤＣ内の不要になったトイレは研究室に転用された。

トイレをめぐるごたごたと美観の問題――ＣＤＣに限ってはマイナスとはならない――を別にすれば、クリフトンロード一六〇〇番地についに建てられた建物群は、連邦議会の二人の有力者の支援の賜物である。CDCはたちまちにして申し分なく近代的な医学研究機関となった。すべての部屋が空調設備を備え、研究室には適切な換気装置付きクリーンベンチそのほかの備品が据え付けられ、その創立から一四年目にしてはじめて、CDCの物理的設備は疾病予防という仕事をこなす上で十分と思われるものとなった。

五月一〇日水曜日、C・J・ピーターズは米国国務省のザイール担当官テリー・マッカリーにファックスを送り、キクウィトのウイルス病原体の正体はエボラと判明したことを公式に伝え、この発表はザイール当局にさせること、しかもただちに発表させることと念を押した。「少しでも遅れたなら、それはもみ消しと受け取られるだろう」と、ピーターズはファックスに書いた。「奇妙な突然変異ウイルスに関する噂がすでに囁かれており、その噂がパニックを誘発しかねない」

ピーターズはまた、テリー・マッカリーへの質問事項も書き込んだ。「キンシャサに入るにあたっては問題が生じるかもしれないという話を聞いているが、そういう事実はあるのか」

問題はたしかにあった。ザイールは、旅行者に友好的な国ではない。そのことは、国務省領事部がザイール訪問を予定している旅行者に常時発行している「領事情報」を見れば一目瞭然である。

「ザイールはアフリカ大陸のサハラ以南では最大の国です」と、その情報紙は説明している。「たくさんの人間と天然資源を擁していますが、ここ何年か、深刻な政治危機と経済危機に見舞われてきました。その悪影響として、国の物理的基盤のいちじるしい劣化、政情不安と都市部における犯罪の増加（キンシャサの路上でも強盗や殺人が起こりえます）、官憲がときおり示す米国人とヨーロッパ人に対する敵意、しばしば起こるガソリンなどの基本的必需品の品薄状態、常習的な医薬品不足と基本的な医療サービスの欠如、極度のインフレ、汚職、そして一部の都市部では地元民の餓死に至るほどの栄養不良などが起こっています」

さらに加えて、ザイールに入国する旅行者は、さまざまな、こじつけではあるが必要な「許可」を得るためのなにがしかの「経費」を支払わさせられることを覚悟したほうがよいという。「ザイールの広い地域を旅行するためには、旅行者がその地域に立ち入る目的の如何にかかわらず、政府の『採掘許可』が必要とされるかもしれない」

コンゴ川をはさんでブラザヴィルと対峙する首都キンシャサの状況に関しても、ちょっとした情報が最後に載っていた。「過去、ブラザヴィルからキンシャサに向かっての発砲があったほか、ブラザヴィルでの戦闘で発射された迫撃砲の破片がキンシャサに落下した

ことも ある」

なんと、発砲に迫撃砲にブラザヴィルを飛び交う弾丸とは。CDCのもっとも勇壮果敢な疫病専門医にとっても、実際の弾頭となるといささか異常事態である。

翌日の五月一一日木曜日、ザイールの保健担当者が公式発表を行ない、キクウィトで発生中の病気はエボラにまちがいないことを認めた。それも、エボラ・ザイールとして知られている特殊なタイプで、二〇年前の一九七六年にザイール北部の辺境の地ヤンブクで発生したウィルスの系統と、事実上まったく同一である。

当時は、ザイール国外の人間でその病気に注意を払った者は皆無だった。名もない土地の真ん中で孤立して発生した未知の病気なんか、誰が気にするものか。しかし、今回はいささか事情が異なる。

情報はインターネットを駆けめぐり、さまざまな掲示板、ディスカッション・グループ、メイリング・リスト、バイオネット・ヴィロロジーといったユーズネットのニュースグループに流れていた。最初の風説が登場したのはそのバイオネット・ヴィロロジーだった。五月九日のことだ。

アフリカでエボラが発生したせいでここ数日のあいだに一都市が隔離されたとい

う話、どなたか確認できますか。うちの研究室の一人がラジオでそのようなことを耳にしたのですが、詳細は聞き取れませんでした。詳しい情報を歓迎します。

それと同じ日、なんとザイール国内、ヴァンガの医師ポール・ファウンテンからの投稿があった。

!!!緊急事態!!!

われわれの地区でウイルス病が発生していることをご存じか。ザイールのキクウィトでおよそ二カ月前に感染症が蔓延した。今日までに、病院で確認されただけで二〇人が死亡し、住宅地域ではそれ以上の人が死亡しているようだ。いまのところ死者の総数は五〇人から二〇〇人と推定されている。

「『人類を滅ぼす』治療不能の病気エボラウイルスかもしれないという恐怖」に言及したり、「すでにいくつもの村が全滅した」という話を盛り込んださまざまな噂話が飛び交った。「状況は完全な制御不能状態となりうる」というザイール人医師の言葉も引用された。

そしてインターネット上の人々は、素朴ではあるが切実な質問を発し始めた。

エボラウイルスは文明の終わりなのか。

殺人ウイルスは世界を破滅させるのか。

こういう質問は出て当然だった。結局のところ、エボラは史上もっとも恐ろしいウイルスの一つと考えられていた。二〇年前、やはり病院ではじめて発生したとき、死亡率は九〇パーセント近い数字になった。しかも、仕事が早いウイルスだった。病気に罹った最初の徴候が現れて一週間以内に死亡した患者もいたほどである。だから、『ニューズウィーク』誌が「殺人ウイルス」と題したカバーストーリーを掲載したときも、誇張表現だと言う批判は出なかった。その呼称は、知られている事実に照らすかぎり文字どおり正しく、まったくの真実だったのだ。

ところが、今回は一般の人々が注目した。「殺人ウイルス」が出現したという事実に狼狽させられ、脅えたのだ。そうだとして、誰に責められるだろう。リチャード・プレストンの『ホット・ゾーン』では、殺人ウイルスは自然が人類を駆逐する手段だと書かれていたではないか。

「ある意味で、地球は人類に対する免疫反応を備えている」と、プレストンは書いている。「おそらくバイオスフィアたる地球は、五〇億の人間を擁するという考えを『好ましく』は思わないのだろう。……いうなれば地球の免疫システムが人類の存在を認識し、攻撃し始めているのだ。地球は、人類という寄生虫が引き起こしている感染症を撃退しようとしているのである」

プレストンの本の、「それはまた戻ってくる」という最後の言葉がさらに恐怖をかき立てた。ある日突然、そこに、あのエボラウイルスがいたのだ！　奴は戻ってきた！　「来たるべき災厄」がやって来た！

少なくとも一見したところでは、このような黙示録的な結論が事実によって完全に否定されるようには思えない。ようするに、一般の人々がこの時点でウイルスについて知っていたことは、ほんのわずかでしかなかった。ふつうの風邪は、インフルエンザの場合がそうであるようにウイルスのせいであるということは知っていた。そういう病気は、直接の接触、あるいは空気それ自体を通じてでもたやすく感染する。教会、病院の待合い室、飛行機の中、地下鉄の車両など満員の部屋で誰かがくしゃみをしただけで、その近くにいた人全員がただちに感染してしまう。

これは、スティーヴン・キングでもマイクル・クライトンでもない。実在するウイルスが現実の世界で実行していることなのである。ウイルスは空気中を漂い、あなたの肺の中に侵入し、数日後にはあなたも病気に罹る。

すでに人々は、この点ではエボラウイルスもインフルエンザや普通の風邪となんら変わりないと聞かされていた。エボラウイルスも空気でうつるんだと。「エボラが混入したごく少量の空気でも、空調システムに侵入すれば、ビル中の人間を殲滅できる」と、プレストンは書いている。「奴らはプルトニウム並のことができる。奴らは、自己増殖するからプルトニウムよりも始末が悪いかもしれない」おまけにプレストンは、C・J・ピーターズの次のような言葉を引いている。「空気感染することは『わかっている』のだが、『どのように』して感染するかはわかっていない」

最新の断片的なニュースは、火に油を注ぐ効果をもたらすだけだった。五月一〇日、ロバート・ベイゼル特派員は、NBCの『イヴニング・ニュース』で、「専門家によれば、ウイルスは血液を介して感染することがわかっていますが、空気感染の可能性もあると苦慮しています」と報告した。同日付けの『サンフランシスコ・クロニクル』紙は、世界保健機関（WHO）のジェイムズ・ル・ダックの言葉を引用し、「もしエボラだとしたら一大事です。深刻で危険な病気がもたらす脅威について語るとき、常にわれわれの念頭にあるのがこいつなんです」と報じた。

〝一大事です〟？

この言葉は何を意味するのか。エボラウイルスは合衆国に向かっている途中だ。キクウィトから飛散する準備は整った。祖先の故郷アフリカから出て、お宅の玄関口に到着するところだ。こういう意味以外にとれるだろうか。

多くの人にとって、この予想は異国の話ではなかった。ジェット機時代にあっては、冗談ではなく、地球上のどの二点間も、いまやわずか二四時間の距離でしかないのだ。これは同時に、エボラウイルスはいまやお宅からたった二四時間の距離にいるという意味でもある。あなたの自宅、まさにあなたの近所が、エボラウイルスからわずか一日しか離れていないのだ!

なかでも最悪なのは、世界の保健を統括する役人たちが、人々を安心させにかかったことだった。ほんとうに危険はないのだ、心配にはおよばない、エボラがここに現れるなんてことはありえないと、繰り返し口にしだしたのである。そういうせりふは、最悪の恐怖の裏書きにしか聞こえないものだ。官僚はいつもそんなふうな言い方をするからである。やっかい事が間近に迫ったとき、彼らは何をさておいても否定する。毎日必ず陽が昇るのと同じくらい確かなことです、ぜったいにだいじょうぶです。官僚は無意識に迫り来る事態を否定し、都合のいい解釈を述べ、うわべを取り繕い、前言を撤回し、のらりくらりとかわすものなのだ。これは二〇世紀が学んだ重大な教訓の一つである。官僚は、「パニックを防止」したいときにはとくにこの手段に頼ろうとする。アメリカ人なら誰でも、このことを本能的に知っている。

さてそこでそのアメリカ人が、エボラの発生（「一大事」）が及ぼす危険を最低限に評価しようとする官僚の発言を聞いて、実際にどう思うか。『ワシントン・ポスト』紙は、WHOの事務総長補佐ラルフ・ヘンダーソンの次のような発言を報道した。「この病気に罹った人が飛行機に乗る可能性は皆無に等しい」

〝皆無に等しい〟！

ほんとうならば安心なのだが。しかし実際には、エボラに罹った人がすでに飛行機に乗り、ヘンダーソンが勤めるWHO本部のあるスイスに飛んでいた。それが起こったのはちょうど半年前の一九九四年一二月、一人のスイス人霊長類学者がコートジボアールでチンパンジーからエボラウイルスをうつされたときのことである。コートジボアールの首都アビジャンでは適切な治療ができなかったため、医師たちの指示でその女性患者は、スイスのバーゼルに向かう飛行機に乗せられ、そこの大学病院に収容されたのである。

そういうわけで、驚くべきことに、エボラウイルスはすでにヨーロッパに上陸していたのである。自宅近くまでだって簡単に到達しうる。ウイルスには二日から三週間の潜伏期間があって、その間、保菌者は見た目は健康を保ったまま感染にもいっさい気づかずに歩き回ることが可能である。飛行機の隣席で快活におしゃべりしている人が、じつはその体内でエボラウイルスを育み、猛烈な勢いで増殖させてまき散らしているということもありえるのだ。
それどころか、それはすでに現実に起こったことかもしれない。五月一八日、インターネットにこんなメッセージが流れた。

今夜のABCニュースによれば、ザイールからの飛行機でトロントに到着した男性が空港に足止めさせられているという。……ウイルス感染の徴候を示すかどうかを見るために、三週間にわたって検疫隔離される。エボラがわが国に上陸する可能性についてのCDCの控えめな発言なんてそんなものなのさ！

スイスに上陸できて、カナダにだって上陸できたなら、合衆国に上陸できないはずないじゃないか。あのくそ忌々しいウイルスは、案外すでにあなたの住む町に上陸しているかもしれないのだ。
案外、あなたはすでに感染しているかもしれない。

4　キクウィトへの劇的な到着

ウイルスは、自然界全体を見渡してもかなり注目すべき存在の一つだった。しかも、損害ということで見れば、小さい割には大したことをしでかした。なにしろ、一〇〇個のウイルスが寄り集まっても、塵一つにも満たないほどの小ささなのだ。ウイルスは、人間の知性を引き寄せる磁石のような力を発揮した。エロチックなまでの魅力と言ってもいい。

ウイルスは、DNAかRNAという遺伝暗号《コード》をタンパク質の覆いが包み込んだだけの存在にすぎない。ところがその遺伝コードは、人間の細胞に感染し、体の器官を破壊し、植物や動物、人間を殺し、人口を減らし、帝国全体を崩壊させる力を内に秘めている。これは、一五二〇年、エルナンド・コルテスが六〇〇人のスペイン兵を率いてメキシコに侵入し、何百万人もの人口を擁していたアステカ族と遭遇した際に実際に起こったことだ。本当ならば、アステカ族はコルテスとその兵士を虫けらのように踏みつぶして当然だった。ところが、実際に起こったことはといえば、自分たちのほうがばたばたと死んでしまった。

コルテスの勝利は、火薬のおかげでも馬のおかげでもすばらしい戦略のおかげでもなかった。まったくそれと知らずに新大陸に持ち込んだウイルスがもたらした勝利であり、むしろ不戦勝とでもいうべきものだった。コルテスが率いた船団の一艘に、天然痘にかかったアフリカ人奴隷が一人乗っていたのだ。ヨーロッパ人は長年のあいだに天然痘に対する免疫を獲得していたため、天然痘ウイルスには冒されなかった。それにひきかえ、アステカ族にとって天然痘ウイルスははじめて見る敵であり、自然免疫を備えてはいなかった。彼らは、スペイン人がまき散らす殺人光線にやられたかのごとく、天然痘に冒されてばたばたと倒れたのである。

すべて、ウイルスの仕業だった。ウイルスは、不活性で生命を宿していない化学物質、すなわち核酸とも呼ばれるDNAまたはRNAという長い鎖状の分子にすぎない。ウイルスの核酸は、生物の細胞に侵入してその増殖機構を乗っ取り、自分と同じウイルスのコピーを無理矢理つくらせる能力を獲得しているのだ。ウイルスにそんな奇跡のようなことができるのは、生物の細胞は、入ってきたDNAの設計図がつくれと命じたものならば何でもつくれる万能工作機械だからである。細胞は、好きなようにさせてもらえるなら、自分自身の増殖、新しいタンパク質の製造、生物体で更新される構成物の合成といった通常の仕事をこなし続けるはずなのだ。リボソームと呼ばれる、細胞内の小さな分子の構造体は、細胞自身のＤＮＡの特定の領域に書き込まれている命令書の指示に従い、指令されたものを製造する。ＤＮＡのある部分の配列が特定の酵素の合成を命じる暗号だとしたら、リボソームはその配列を読み取り、指示されている酵素を合成する。ＤＮＡの別の部分の配列が、あるホルモンの合成を指示していれば、リボソームはその配列を読み取ってそのホルモンを合成する。そしてよそもののＤＮＡが、あるウイルスの合成を指示していれば、細胞のリボソームはその配列を読み取り、そのウイルスを合成する。リボソームは万能工作機械であり、リボソームにとってみれば、ＤＮＡ配列はあくまでもＤＮＡ配列であり、どれもちがいはないのだ。

そういうわけで、ウイルスが細胞に感染すると、その細胞のリボソームは、自分自身の通常の生産活動にかわってウイルスの生産を開始する。たとえてみれば、トヨタ自動車のオートメーション工場の生産プログラムが敵の工作員によって書き換えられ、マツダの車をばんばん生産し始めるようなものである。これで、ウイルスに感染した人が死ぬ理由も説明できる。ようするに、感染した人の細胞が、正常な体の部品を生産するのを止め、異物の生産を開始するからなのだ。

だが、人体のような大きくて複雑な生物が、ウイルスに対してなんらかの防御機構をどうして備えていないのか、不思議な気もする。いや、じつは備えている。免疫システムがそれである。

免疫システムは複雑な機構で、マクロファージ、抗体、T細胞などが関係している。マクロファージは大型のアメーバ状細胞で、掃除屋である。異物を捕食して消化してしまう。捕食する相手の選り好みはいっさいしない。体内で通常の健康な組織ではなさそうなものを見つけると、ウイルスでも何でも食べてしまい、無害な滓《かす》に変えてしまう。これが最初の防衛線である。

その次には抗体が控えている。抗体はY字型をした小さな分子で、血液中を浮遊し、異物がいると付着して凝集し、無害なものにしてしまう。抗体は小さな手というかクリップのようなもので、化学的および構造的な性質によってウイルスなどの異物分子を見分け、猟に使う虎ばさみのように異物をがっしりとくわえ込み、金輪際《こんりんざい》動けないようにしてしまう。これが二つめの防衛線である。

しかし、往々にしてウイルスはこの二つの防衛線をすり抜けてしまうし、なかにはマクロファージや抗体がかけつける前に細胞に感染してしまうウイルスもいる。そしてウイルスは、侵入した細胞内で、敵に煩わされることもなく、細胞を乗っ取って好きなように操ることができる。

だが、免疫システムは、まさにこの段階、ウイルスが細胞内に隠れてその内部の生産機構を乗っ取ろうとする時点で機能する第三の防衛線を敷いている。それがキラーT細胞である。キラーT細胞は、ウイルスが侵入した体細胞を始末する殺し屋《キラー》なのだ。つまり、細胞内に潜んでいるウイルスを破壊するために、感染した細胞を破壊するのである。これは、自国の都市を占領した敵兵を殺すためにその都市を爆撃するようなもので、戦略として効果があるにしても、おそろしく高くつくやり方である。

免疫学者のウィリアム・E・ポールの説明はこうだ。「ウイルスが増殖してたちまちのうちに広がりだし、それを阻止しようと免疫システムが乗り出したとしても、ウイルスが通過した傷跡を残すだけで、ウイルス本体を捕まえるまでには至らずに終わる可能性がある」

そういうわけで、ウイルスは生体システムにとってきわめて有害な存在だった。ならば、根絶やしにしない法はなかった。追い払えばいいではないか。一掃し、殲滅し、地球上から根絶してしまえばいい。

一九六〇年代、伝染病センターは、少なくとも一種類、天然痘ウイルスを地球上から根絶する計画に真剣に取り組む決意を固めた。天然痘ウイルスを自然界から抹殺しようというのだ。これが、自然のほうが人類を根絶しようとしているのではないかと誰もが思っている一九九〇年代に提起された思いつきだったとしたらどうだっただろう。少数の狂信的異端分子が抱く類の最悪の妄想だとか、人々がまだ「不可能な夢」を信じていた幸福な時代から引きずっている時代錯誤と見なされかねなかったかもしれない。この一九九〇年代は、まともな人間なら、死に至る病をその病原であるウィルス共々根絶しようなどというのは、傲慢という許しがたい罪のなせる技だと思う時代である。

ところが一九六〇年代は、傲慢がほんの束の間ではあるが流行した時代だった。なにしろ、尊敬もされ、それ以外の点ではまっとうだった合衆国大統領が、「わが国は、六〇年代が終わる前に、人間を月に着陸させ、無事に地球に帰還させるという目標を達成すると約束すべきである。私はそう信じる」と、大まじめで明言する時代だった。

狂信ではないにしても、どうしようもないほど傲慢だった。

六〇年代は、マラリアとか腺ペストといった病気がアメリカの国境内からほぼ完全に根絶され、ソークとセイビンが開発したポリオワクチンの到来により、ポリオも確実に根絶の道を辿った時代でもあった。天然痘に関して言えば、合衆国ではすでに絶滅し、もう何年も患者は出ていなかった。しかし、南アメリカ、アフリカ、アジア、ヨーロッパの四〇以上の国々ではまだ人々を死に追いやっていた。天然痘の歴史は太古まで遡る。古代エジプトでも知られていたほどで、文字どおり何千年にもわたって猛威を振るってきた疫病である。一年あたりの全死亡要因のうちの平均一割は天然痘が原因であり、人類史上最大の殺し屋の一員だった。天然痘は死を免れた患者にも一生消えない痕跡を残し、ときには視力を奪うこともある。患者の死は一、二週間以内に訪れる。膿疱が皮膚を覆って合流し、大きなみみず腫れを形成するなかで、患者の体は悪臭を放ちながら文字どおり腐ってゆき、患者は苦痛の中で死を迎える。

天然痘は、なんと一七六三年の時点で生物兵器として使われそうになった。北アメリカに侵攻したイギリス軍の将軍ジェフリー・アマーストが、連隊長の一人ヘンリー・ブーケに、インディアンのあいだに天然痘を流行させてみてはと提案したのだ。「インディアンの反抗的な部族に天然痘を送り込むというのはできない相談だろうか」と、彼は切り出した。「こういう場合であるから、できる手は何でも使って奴らの勢力を削がねばならん」計画は、天然痘を仕込んだ毛布を部族に分配し、あとは成り行きにまかせるというものだった。その計画が実行に移されたかどうかはわからない。とにかく、天然痘はアメリカインディアンにとっては致命的な病気で、何百万人もがその犠牲になったと推定されている。

二〇世紀半ばになっても、いったんこの病気に罹ると有効な治療法はなく、一九六〇年代はじめの時点で、一年に一〇〇万人が天然痘の犠牲になっていた。もっとも、天然痘ウイルスは、世界規模の根絶計画にとっておあつらえ向きの対象だった。動物や昆虫が媒介する他のウイルス病とはちがい、人間だけが天然痘ウイルスの唯一知られている保有者だったのだ。つまり、人類集団から駆逐されれば、自然界の別の供給源から蘇る術はないというわけである。いったんさよならしたら、永久にさよならなのだ。

天然痘は、ワクチンという昔ながらのきわめて頼りになる予防法が有効な病気でもある。それどころか、ワクチンで予防された最初の病気が天然痘であり、その方法は、イギリスの医師エドワード・ジェンナーが一七九六年にその有効性を科学的に確かめるよりもはるか以前から俗信として知られていた。

当時すでに、牛の乳搾り女はめったに天然痘にはかからないということが知れわたっていた。その理由は、彼女たちはまず最初に、乳を搾っている牛から、天然痘に似てはいるがずっと軽い病気である牛痘に罹ると、不思議なことにその後は牛痘にも天然痘にも罹らなくなるからだと考えられていた。しかし、当時、それがどうしてなのかは誰も知らなかった。一七九六年、天然痘が流行して、ロンドンだけで三五〇〇人、イギリスのほかの地域とアイルランドをあわせて三万人が死んだとき、ジェンナーは俗信を実験で確かめてみることにした。ジェンナーは牛痘に罹っている乳搾り女サラ・ネームズを見つけ、その手にできた水疱から液体を採取し、それをジェイムズ・フィリップという名の少年に接種した。

フィリップ少年は、予想どおり牛痘に罹った。二カ月後、ジェンナーは一世一代の賭けに出た。フィリップ少年の皮膚に引っかき傷を付け、そこに天然痘の水疱液を擦り込んだのだ（「患者が天然痘に罹らないという確信はほとんどなかった」と、ジェンナーは後に書いている）。二〇世紀の実験規定では許されないことだろうが、とにかく実験は成功した。フィリップ少年は天然痘に対して免疫性を発揮したのだ。

これは、人為的に引き起こされた自然免疫である。このやり方が有効なのは、血流中に入った牛痘ウイルスが人体の免疫システムに召集をかけ、多方面での戦闘を開始させるからである。牛痘ウイルスは毒性が弱く、免疫システムが十分に対処できるくらいゆっくりと感染するため、この戦闘では人体が勝利する。そして、牛痘ウイルスと天然痘ウイルスは構造的によく似ているため、牛痘に対する免疫は天然痘に対する免疫でもある。

この成功とその後の種痘の成功に意を強くしたジェンナーは、一八〇一年に、「人類にとってもっとも恐ろしい病である天然痘も、種痘を続ければ最後には根絶されるにちがいないという議論が疑う余地のないことは、いまや明白である」と宣言した。それから一〇〇年たっても、天然痘は根絶されていなかった。しかし、一部の国では、国境内からの締め出しに成功していた。最初にそれを達成したのはスウェーデンで、一八九五年には天然痘が消滅した。それに続いて一八九九年にはプエルトリコ、一九二〇年代にオーストリア、一九三〇年代にイングランド、フィリピン、ロシア、一九四〇年代にはカナダと合衆国でも実現した。個々の国で実現できることなら、世界全体でも実現できないはずはない。人間の努力と殺意によって、タンパク質に覆われたDNAで、レンガ状の大きなウィルスである天然痘ウィルスが世界中から完全に絶滅する日が来るのではないか。

一九六〇年代半ばには、伝染病センターも、WHOが一九六六年に開始した、天然痘を一〇年で根絶する計画の一翼を担っていた。それは、大勢に免疫をもたせることを目的として多数の関係者がこぞって努力する、典型的な公衆衛生事業だった。ただしこの場合の大勢とは、地球上の全員である。宇宙飛行士は関与しないものの、月面着陸に匹敵する大事業だった。

しかし、CDCに宇宙飛行士は必要なかった。トゥンギ皇太子がいたからだ。

トゥンギ皇太子は、体重が一三〇キロ以上もある、トンガ王国の最高指導者だった。トンガは、いちばん近いハワイの南およそ四八〇〇キロの洋上に浮かぶ群島で、人口は六万五〇〇〇人。天然痘の発生は一例も知られていなかった。ということは、全住民が天然痘に対する免疫をもっていなかったということである。しかし島の住民は、すでにアジアの市場へのバナナなどの産物の輸出を始めていた。アジアは天然痘が蔓延している地域であり、トンガに天然痘が輸入される危険は大きいと考えられた。いったん天然痘が入ればたいへんなことになる。

そこでトゥンギ皇太子がアトランタに赴き、最新式の「ペド・オー・ジェット」で種痘を受ける映像をCDCの撮影班がフィルムに収めた。それは、合衆国陸軍がいっぺんにワクチン接種をこなすために開発したジェット式の注射器で、弾丸代わりにワクチンを発射するマシンガンのようなものである。ノズルはステンレス製、重量は五キロ、動力は足踏みペダルで、腕に液を打ち込むという方式で一時間に一〇〇〇回のワクチン接種をこなすことができる。

トゥンギ皇太子を撮影したフィルム（これなしでは話にならない）とペド・オー・ジェットを携えたCDCの四人の医師がただちにトンガに派遣された。一行は一〇週間をかけて島から島へと移動し、繰り返しフィルムを上映しては、全住民への予防接種を行なった。この活動の全容は、CDCが制作した映画『トンガの奇跡』によって不朽のものとなった。映画の主役はトゥンギ皇太子その人である。

トンガは、個々の島々が散らばっているせいでたいへんだったということはあるが、西アフリカから天然痘を一掃する活動に比べれば楽なものだった。西アフリカも、WHOの依頼でCDCが担当した。CDCでその事業の指揮を執ったのはEISの主任ドン・ヘンダーソンだった。ヘンダーソンは、後にジュネーヴのWHO本部に出向し、世界中の根絶計画の指揮をとった。

西アフリカにおけるCDCの目標は、「五年で天然痘根絶」というものだったのだが、そのような年限がはたして現実的なものなのかどうか、開始時点では明確ではなかった。人類誕生の地であるアフリカは、治りそうもない風土病が世界一複雑にからみあった土地であり、医学にとっては頭痛の種だった。アフリカ諸国は、世界的に見てももっとも高いクラスの天然痘発生率を誇っていた。たとえばシエラレオネの天然痘発生率はインドの九倍という高さで、この国そのものが天然痘の保存地帯だった。西アフリカだけでも広大であり、人口も多く、必要なワクチンは一億本を超えそうだった。しかも、想像もできないほどの僻地にまで足を運ばねばならないだろう。

それに加えて、「神のごとき振る舞い」という問題があった。しかも通常の「神のごとき振る舞い」問題ではない。科学者が自然界の秩序に大きな変化を導入しようとするときに遭遇するのが、通常のそれである。たとえば、DNA組み換えの研究をしようとしたり、遺伝子診断をしようとしたり、研究目的でネズミの新しい種族を創造しようとしたりすると、即、科学者たちは「神のごとき振る舞い」をしたとして非難される。

天然痘の場合、事態はさらに悪い。はるかに悪いともいえる。なんと〝天然痘の神〟がいたのだ。それもたくさんいる。インドには女神シタータ。アフリカには男神シャポナ。

新世界すなわちブラジルとラテンアメリカの一部には男神オモロウやオバルアイェ。人気テレビドラマ『ルーシーショー』のルーシーの夫でキューバ生まれのデジ・アーネスは五〇年代のヒットソング「ババ・ルアイェ」を歌ったが、知ってか知らぬか、彼はラテンアメリカのまさに天然痘の神の歌を歌っていたのである。

それぞれの文化で、天然痘の神がその病気を支配していると考えられていた。それぞれの神は、罰として天然痘を差し向け、褒美として天然痘を差し控えるというのだ。だから、天然痘の神の疫病王国を一掃すべくペド・オー・ジェットを携えてやって来た医師たちが住民から好意的な目で見られることは期待できなかった。天然痘の神々を信仰する人々は、天然痘根絶事業に胡散臭そうな態度をとった。それどころか、ナイジェリア西部に降り立ったCDC種痘チームは、抜き身のナイフで迎えられた。「現地語の天然痘という言葉は、土俗神の名前と同じだったんですよ」と、バーナード・チャレナーは教えてくれた。「全住民が怒りまくっていて、自分たちの神のために戦えと乞われているといわんばかりの感じでしたね」

それでもCDCの種痘チームは実例を見せて説明したり、根気強く対応し、神の問題その他たくさんの問題を克服し、一年を経た時点で二五〇〇万人に種痘を施していた。予定年限を一年半早めるペースだった。そのお手柄のほどは、ガーナの首都アクラで催された音楽付きの式典で印象づけられた。その式典にはCDCの所長デイヴ・センサーも駆けつけた。

その後、ペースはなおいっそう早まった。技術面で二つの大きな進歩があったおかげである。その一つは先が二股に分かれた針の開発である。それはたちまちのうちに、重くてかさばるペド・オー・ジェットに取って替わった。ワイエス研究所で開発された二股針の優れた点は、微小なピンセット状とでもいうべき二股部分が、ぴったり適量のワクチンを保持することである。ちょっとした訓練で誰でも使えるようになる。一人の腕に、すばやく続けて一五回、プップツと針を突き立てるだけでいいのだ。そうすれば、その人はもう天然痘に罹らずにすむ。

改善された第二の点は、大勢に免疫を授ける上での方法論だった。当初、地球上から天然痘を根絶するためには、世界中のすべての人に種痘を実施しなければならないとされていた。単純明快な論理である。しかし、ある地域の全住民について天然痘ゼロを実現するためには、なにも世界中の全員に種痘を実施する必要などないのではないか。一九六七年の夏、ナイジェリアで免疫化事業の指揮を執っていたCDCの医師ビル・フォージは、ふとそう思った。種痘を受けさせる必要があるのは、他人から天然痘をうつされる恐れのある住民だけでいいはずだ。うつされる恐れのない人たち、たとえば天然痘が分布していないポケット地帯に住む人たちに免疫をつけさせる必要はこれっぽっちもない。存在しない脅威に対する「防御」など必要ない。だから、〝無差別〟の種痘ではなく、〝選択的〟な種痘を実施すればいい。手当たりしだい撃ちまくるのではなく、凶悪犯が潜む場所にだけ弾丸を撃ち込めばいいのだ。

この戦略が成功したキーポイントは、CDCが長年にわたって養ってきた「保健レーダー」システムという監視体制を活用したことだった。種痘を実施していない地域の住人に天然痘が突発しないかどうか、常に監視の目を光らせておく。もし発生したなら、患者と接触する可能性のある人全員に種痘を受けさせるのだ。

CDC内部では、根絶（エラディケーション）計画を加速（エスカレーション）させたこの計画をE^2という略称で呼ぶようになった。ジュネーヴのWHO本部の職員のなかには、このエラディケーション・エスカレーションという言葉を嫌った者もいた。当時ベトナムで行なわれていた「戦略爆撃の拡大（エスカレーション）」と似た響きがしたせいである。その代わりとしては、「監視／封じ込め」や「選択的な疫学的防除」が適切な呼び方とされた。

呼び方はどうあれ、ビル・フォージのE^2法はものの見事に功を奏した。一九七〇年五月には、アフリカ大陸の半分以上の地域から天然痘が消えたのである。

ジュリア・ウィークスからの電話があってから四日後の五月一〇日水曜日、アリ・カーン、フィリップ・カラン、ピエール・ロランからなるＣＤＣのキクウィト派遣チームがアフリカに出発した。

アフリカは独特の大地であり、地球上でもっとも超然とした場所である。野生的で緑にあふれ、異国的である。そして何よりも大きい。アフリカは分離した大陸としては最大で、北アメリカよりも大きく、南アメリカのおよそ二倍である。合衆国を三つ放り込んでも、なお余りがでるほどだ。ザイール、旧称コンゴ自体も広大な国である。面積はほぼ二六〇万平方キロで、合衆国のミシシッピ川以東の地域を合わせたよりも広い。

その広大なコンゴが、かつてはたった一人の私領だった。ベルギー国王レオポルド二世が所有する領土だったのだ。

国王レオポルドは、気苦労とは無縁の人物だったと誰もが言う。鷲鼻で、白髪に糸のような長い顎髭を生やしていた。彼の「小さな王国」ベルギーは、ヴァーモント州よりもわずかに大きい程度の小国である。しかしまあまあ裕福な国で、国際貿易に熱心だった。レオポルドは王国の植民地を持ちたくて、スペインにフィリピンを譲ってもらえないかともちかけたことがあったが、断られた（スペインはフィリピンを売却したが、相手は合衆国であり、一八九八年、二〇〇〇万ドルでのことだった)。しかしコンゴは、一八七七年にコンゴ川を下ることに成功したヘンリー・モートン・スタンレーが探検したばかりで、まだ手つかずだった。レオポルドの大計画を阻む唯一の障害は、ベルギー内閣が植民地の獲得に無関心なことだけだった。国王レオポルドがコンゴを欲しいなら、自分で手に入れるしかなかった。

彼はそれを実行した。一八八二年、彼は私的な貿易会社としてコンゴ国際協会を創設し、自ら会長に収まった。そしてスタンレーを雇ってコンゴに派遣し、首長一人ひとりと売買交渉をさせ、最終的に協会が国の大部分の権利を手に入れることになった。スタンレーは、現代アメリカの不動産王ドナルド・トランプよろしく、あるときはまとめて、あるときは少しずつ、土地の権利を買い取っていったのだ。スタンレーは、トランプ然とした自伝まで書き、自分の交渉術を自慢し、一八八四年までに上げた成果を誇っている。「四五〇人以上のアフリカ人首長との条約を入手した。彼らはその土地を、神聖な権利によって長きにわたって一貫して占有してきたのであるから、首長たちが保有していた権利は万人の認めるところである。その首長たちは、自由意志によりいっさいの強制なしに、考慮を重ね、二、三の緩い条件だけは保有したまま、その統治権と所有権を協会に移譲したのである」

かくして国王レオポルド二世は、コンゴ自由国と命名したものを完全に私有するに至った。彼は自腹を切ってその領土の権利を獲得したため、自分自身ではすっかりその土地を所有したつもりだった。全土を、まったくの私有地として所有している気分になったのだ。そして、自分は「国の創始者であり、その主催者にして所有者、絶対的な支配者」であると称した。「コンゴに対する余の権利は、誰とも共有せぬものである。それは、余自身の努力と出資がもたらした果実なのだ」レオポルドは、人々が海岸の別荘地を所有するようにコンゴという国を所有した。

レオポルドが自分の私領を訪れることはなかった。そのかわり、代理人を送り込んで、よその国に売るための商品——おもにゴムと象牙——を集めさせた。それらの代理人たちは、賃金労働と自由貿易の平和なシステムたりえたものを、すぐに奴隷と殺戮の領域に変えてしまった。代理人たちは、アフリカ人労働者に生産量の割り当てを強制し、ノルマが果たせない者には耳、足、手などを切り取る制裁を加え、切り取った手足は籠にためていった。一つの籠には人の手が一六〇〇も入っていたという。しかも、暑さと湿気で腐らないようにするために、炭火で燻《いぶ》して燻製にしたというから驚きだ。

このような暴挙に終止符を打つために、コンゴ自由国は一九〇八年にベルギー政府に引き継がれ、ベルギー領コンゴになった。国王レオポルド二世はその翌年に死んだ。ベルギーは、一九六〇年にコンゴを独立させ、パトライス・ルムンバが首相に就任した。しかしそれも、一九六一年にルムンバが殺される数カ月後までのことだった。その後短期間だけモイス・チョンベが大統領に就任したが、それも一九六五年にはジョゼフデジレ・モブツ将軍に取って替わられた。一九七一年、モブツは自らの名前をモブツ・セセ・セコ（「冒険いっぱいの土地」という意味）、国名はザイール共和国と変え、クリスチャン・ネームの持ち主は全員アフリカ式の名前に変えさせる命令を発した。

名前を変更しても、国の経済問題と政治問題を解決する助けにはならなかった。二つの問題はとんでもなく深刻だった。当局は、道路も法律も維持していなかった。そもそも、自分たちが治めていることになっている国を、ほとんど管理していないような状況だった。公務員は続けて何カ月も給料を支払われないこともしばしばで、泥棒や強要、もうかる賭け事などで穴埋めしていた。ザイールという国は完全な混沌状態にあったと言っても過言ではない。

これが、アリ・カーン、フィリップ・カラン、ピエール・ロランが向かっている国だった。三人は水曜日の午後にニューヨーク行きのユナイテッド航空機でアトランタを発ち、次はデルタ航空機に乗り換え、翌朝の九時にジュネーヴに着いた。携帯したのは、CDCの医療器具が詰め込まれた一五個あまりのトランクである。使い捨てのポリエチレン製ガウン、エプロン、マスク、ゴム手袋、それと衛星電話やコンピュータなどさまざまなハイテク製品が詰め込まれていた。

一行はジュネーヴに三時間滞在した。ザイール大使館に車を飛ばして入国ビザを取得するには十分な時間だった。空港に戻ると、キンシャサ行きスイス航空機にちょうど間にあった。三人は、ベルナール・ル・グエノと合流した。

ル・グエノは、パストゥール研究所のウイルス性出血熱の専門家で、ピエール・ロランがCDCに移った一九八三年以来、その地位にあった。ル・グエノとロランが働いていたのはまさしく同じ研究室だが、同時にそこに属していたことはない。それでも二人は仲のいい友達で、ドライな機知をぶつけ合う息もぴったりだった。じつはこの二人、その前年、一九九四年一一月にコートジボアールで発生したエボラの調査をするために二週間以内に現地で落ち合う手はずになっていたのだ。

一九九四年、エボラウイルスは、西アフリカの端にある自然保護区タイの森の野生チンパンジーの群れで発生した。その森では、一〇年間にわたって、霊長類学者の研究チームが自然の生息環境の中でチンパンジーの観察を行なっていた。おもに雨季の終わりに、チンパンジーがある種の感染症で死ぬのが、頻繁に観察されていた。一九九二年の一一月にもそれが起こり、二週間で八頭のチンパンジーが死んだ。その二年後の一九九四年一一月、またもや雨季の終わりに、再び死を招く疫病が発生した。一頭のチンパンジーの病理解剖を行なった後で、三四歳のスイス人研究助手が、猛烈な発疹と高熱、急性の下痢を伴う病気に罹った。その女性は、二日後にコートジボアールの首都アビジャンの病院に運び込まれた。病院の医師たちは抗マラリア剤を処方したが効果はなかった。

それも不思議ではない。その女性はエボラを発病していたのだから。チンパンジーの死体から感染したのだ。患者はスイスのバーゼルに移送され、そこで回復した。ル・グエノとロランは、キクウィトで謎の疫病が発生したという知らせを受け取ったとき、チンパンジーを殺したエボラウイルスの保有者、あるいは本来の宿主を捜すために、コートジボアールに二週間の調査にまさに出かけようとしていたところだったのだ。

木曜日の午前一一時三〇分、アリ・カーン、フィリップ・カラン、ピエール・ロラン、ベルナール・ル・グエノの四人は、キンシャサ行きスイス航空二七四便に搭乗した。搭乗機は、ガボンのリーブルヴィルを経由して、同日の夜八時にキンシャサに着陸した。およそ八時間のロングフライトだった。

キンシャサのンジリ国際空港は、有能なプロの案内係の助けを借りられないなら降り立ちたくはないような場所だった。ターミナルはコンクリートブロック作りで、甲高い叫び声を上げる人々と迷彩服を着て銃を持った兵士で満ちあふれていた。連中がそこにいる理由は一つ、旅客から金をまきあげるためである。その一人ひとりが、長い列の次に進ませてやるかわりに金を要求するのだ。その対処のしかたを知らなければ、一時間いただけで四、五〇〇ドルは軽くまきあげられる。しかしよくしたもので、キンシャサには、最少の出費で集中砲火の中を通過する手引きをして生計を立てている人間がいる。非公式経済の一翼を担っていると言っていいそれら交渉役も、そのサービスに対して料金を請求する。しかしそれは一〇〇ドル程度であり、現在のザイールではきわめて格安である。

ンジリ空港でCDCの派遣チームを出迎えてその交渉役をしてくれたのは、USエイド・キンシャサ事務所のリネット・サイモンだった。彼女は一行を一時間かそこらで空港から連れ出し、市内で唯一まともなインターコンティネンタルホテルに案内した。CDCのメンバーは公務員であり、一日当たりの旅費が決まっている。ホテルの室料は一泊二〇〇ドルもしたため、相部屋にするしかなかった。フィリップとアリ、ベルナールとピエールがそれぞれ同室になった。

彼らの部屋は上階だった。窓際に歩み寄り、外を見渡してみた。木陰にプールとテニスコート、遠くにはコンゴ川が見下ろせた。

四人はベルナールとピエールの部屋に集まり、ザイールのテレビを見ることにした。テレザイールという局が、キクウィトでエボラが発生したニュースをたまたま流していた。しばらくのあいだ、画面には「コミュニケとメサージュ」という言葉だけが映り、それにフランス語の声が流れているだけで、まるでラジオを見ているようだった。しかしそのうちにニュースキャスターが映り、その後でキクウィトと病院、そしてエボラウイルスそのもののぼんやりした映像が映し出された。みな、その映像が何か知っていた。CDCのフレッド・マーフィーが二〇年ほど前に撮影した電子顕微鏡写真だった。映っているのは一個のエボラウイルス粒子で、一九七六年一〇月にキンシャサの病院で死にかけていた看護師から採られた血液中から分離されたものだ。

翌日、一行はキクウィトに向かった。キクウィトはアフリカの僻地だと思われている。しかし、ほんとうのことを言えば、キンシャサからキクウィトへは航空便が飛んでいる。選択の余地さえあるくらいだ。まず、ミッション・アヴィエイション・フェローシップという航空会社がキクウィトまで単発エンジンのセスナを行き来させている。エア・カサイは、DC3型機の定期便を飛ばせており、片道運賃は八〇ドルである。それと対抗するエア・マルもある。エア・エクセランスという名のチャーター便もあって、ビーチクラフト社製ターボジェット機がキクウィトまで往復してくれて、料金は往復で二五〇〇ドルである。すべて、キンシャサの小さな空港ンドロから飛び立つ。

ンドロ空港で、医師たちははじめて大勢の報道陣と遭遇した。空港にはジャーナリストがあふれ、一眼レフカメラ、マイク、照明器具、三脚、カメラバッグ、インタビュアー、録音係、テープレコーダー、三五ミリフィルムを装填したベストを着たカメラマンなどでごったがえしていた。「二〇人のジャーナリストとたった四人の科学者」と、ベルナール・ル・グエノが皮肉った。

その全員が、キクウィト行きの飛行機に搭乗した。エア・カサイのDC3型機である。その飛行機が製造されたのは一九四〇年代で、搭乗者の大半が生まれる前のことである。機首の部分に、衣服をほとんど纏っていない女性の絵が描かれていることからも、年代物の飛行機であることがわかる。まるでまだ第二次大戦中のようだった。

「とてもじゃないが安心なんかできない」とは、その二日前に同じ飛行機に乗ったWHOのデイヴィッド・ハイマンの弁だ。「エボラ発生地にいたあいだの最大の恐怖だったね。おんぼろ飛行機で飛ぶのは嫌なんだ」

それでも飛行機は地面を離れ、コンゴ川に沿って東に向かった。コンゴ川はゆっくりと流れる大河で、高度が増すと壮大な光景が眺められる。窓の外に、点在する緑で覆われた島が見える。平底船、蒸気船、乗用車やトラック、一〇〇〇人もの人、それにたくさんの雑多な動物を乗せた大きくて白いフェリーが見える。人が櫂《かい》で漕いでいる細長い丸木舟も見える。その後ろには航跡が長く延びている。

飛行機は、草の生えた平らなサバンナやヤシの林、くねくねと流れる濁った川の上を飛んでゆく。そこここに低い丘が広がっている。長く連なる丘の尾根に、小さな村落が見える。あるいは、小さな集落や泥の小屋が見えることもある。やがて、深い森の上空に達する。林床では水面がキラキラ光っている。

飛行時間はおよそ一時間半である。飛行機が傾いて旋回すると、突如、キクウィト上空に出る。アトランタを出発して三日、飛行機を四回乗り継いだ末に、ようやくのことで、その地を肉眼で見ることができた。

行く手に何が待ち受けているかはわからなかった。報道によれば、キクウィトの人口は、アトランタ程度の四〇万からワシントンDC程度の六〇万のあいだということだった。そう聞くと、靄《もや》の中に摩天楼がそびえ、中心部は雑踏がひしめき合っている近代的な大都市を想像してしまうところだ。

しかし、キクウィトはそんなところではない。ほとんど地面にへばりついており、ほとんど平らである。ヤシの木が生え、通りは泥道で、小さな家々が格子状に並んでいる。農場の区画も見えるが、一家族で維持しているとしか思えないくらい小さい。小さな渓谷があって、砂地の急な崖が一本の川に落ち込んでいる。市の境となっているクウィル川だ。飛行機が下降すると、家々は褐色の木造で、屋根は錆びた金属で葺《ふ》かれていることがわかる。

飛行機が舗装された細長い滑走路に着陸した。滑走路のはずれには、すすけた灰色のコンクリート製の建物が建っていた。これが「ターミナルビル」なのか。側面には、大きな文字で「キクウィト」と書いてある。その横には、一群の人々が立っていた。

四人の医師たちは安全ベルトを外し、飛行機の急勾配の通路を下り、後部の昇降口から外を見た。階段の下一面が壁で囲まれていた。いやちがう、リポーター、ジャーナリスト、カメラマンだ！ 一斉にひしめき合い、気が狂ったように医師たちの写真を撮りまくった。到来した医療救援隊に向けてカメラを構え、シャッターを連射したのだ。

いっしょに飛行機に乗ってきたジャーナリストたちも、大粒の散弾のように昇降口から飛び出した。空気が破裂したように、一気に飛び出したのだ。まるで、自分たちの生活がすべてこの瞬間にかかっているかのように。連中は飛行機の方向を向き、ピエール・ロランの写真を一〇〇万枚くらい撮った。ロランは彼らをにらみ返して微かに笑い、その光景にむかついたように首を振り、一分ほど間をおいてから、自分も携えてきたミノルタの黄色い防水カメラでカメラマンたちの写真を撮った。

ウイルス四銃士、ロラン、カーン、カラン、ル・グエノは、飛行機のそばを離れ、鎖で仕切られたゲートを越えて車が何台か停まっている場所まで歩いていった。おんぼろ車、新車、ピックアップトラック、バン、それにさまざまなスクーター、バイク、自転車が停めてあった。町の住人が何人か、子供連れでいた。莫大な数の子供だ。えび茶色のベレー帽を被り、黄褐色の服を着た軍人タイプも何人かいた。男が一人、ビデオ撮影班に囲まれて駐車場でインタビューを受けていた。

まったく唐突に、ジャーナリストが去り始めた。四人の科学者といっしょに同じ飛行機でやってきた二〇人のジャーナリストたちだ。装備と所持品を、駐車場に停めてあった乗用車やバンに積み込んでいる。それらの車は、科学者ではなくジャーナリストを待っていた車だったことがはっきりしてきた。一台また一台と、キクウィト空港から遠ざかり、市街目指して走り去った。

四人の英雄たちは、お役所の歓迎委員会らしきものはいないかときょろきょろしたがいそうもなかった。後に残されたのは、コンクリートの建物に誰も座っていないテーブルと椅子、CDCの荷物を下ろしている最中のDC3型機、村の見物人、それと駐車場でビデオ撮影班のインタビューを受けている男一人だった。

ようやく、一人の男がまっさらな白いベンツを運転してやってきた。見たところ、自分たちを拾うために送られた車ではないな、というのがベルナール・ル・グエノの見立てだった。運転しているのは二〇代のこざっぱりした快活そうな男で、髪は短く刈り込み、白い開襟シャツを着て、飛行機のパイロット風のサングラスをしている。

見るからに能天気なタイプだ。

ル・グエノは、キャノンの小型ビデオカメラを持参していた。そこで、ジャーナリストを気どることにした。ここで注目されるのはジャーナリストなんだ。ル・グエノはすでにそう決めてしまっていた。だから、この能天気野郎にインタビューしてみよう。こうなればやけくそだ。ほかにすることもないのだから。

「誰かをお待ちですか」と、ル・グエノはその男に英語で質問した。

「英語はあんまりよくわかりません」と、能天気男はフランス語で答えた。

「フランス語のほうがいいですか」

「ええ、そのほうが」

「CDCの派遣チームとジャーナリスト、どちらを歓迎しますか」

「全員です全員」

「CNNに関心はありますか」

「ええ、あります。CNNはとてもいい報道をしますから、関心があります」

「いや、CNNがこの疫病を止めてくれるんですか」

「CNNは止めないでしょう。だって……」

「ああ、ならばどうして彼らに来てほしいんですか」

「世論を敏感にさせるためです、世界の世論を」

「それで専門家の到着ですが、あなたがたにとって重要ですか」

「ええ、重要だと思います。住民を安心させてくれますから」

「彼らが来ることになっているのは知ってますか」

「彼らが来なければならないことは、もうみんな知ってます」

「あなたがたは、ジャーナリストに関する情報はお持ちなのに、専門家に関する情報はお持ちではないのですか」

「ええ、ジャーナリストに関しては知ってますが、専門家については知りません」

「わかりました。ところでニュースはどこで手に入れるのですか」

「ラジオです。ええっとつまり、司教さんがラジオをお持ちで、それでニュースを知るのです。毎日、キンシャサからのニュースが聞けます」

「それで、ラジオは専門家の到着については何も言ってなかったのですね」

「ええ、国営ラジオは何も」

「ありがとうございました」

ル・グエノはビデオカメラのスイッチを切った。

空港の草がそよ風になびいていた。四人の頭に太陽が照りつけていた。アリ、ベルナール、フィリップ、ピエールは、暑い日差しの中、ほこりにまみれて立ち尽くし、地平線の彼方を眺めていた。そして悪態をつき、いったい次はどうしたものかと困っていた。居残っている村民と莫大な数の子供たちと能天気野郎もそこにいて、にこにこしながら四人を眺めていた。

これが、四人のキクウィトへの劇的な到着だった。

5　レディー・バード来たる

駐車場にいた男は、タムフム・ムイェンベだった。タムフム・ムイェンベは、キクウィトの病院で発生した感染症を調査するために呼ばれ、死にかかっている患者から血液標本を採取し、それをアントワープのギド・ファン・デル・グローエンに送った人物である。ピンク色のシャツに黒っぽいズボンを身につけ、ビデオ班の前に立ったムイェンベは、三〇センチはあるマイクをカメラに映らないように突きつけている録音係、カメラマン、インタビュアーに囲まれ、ゆっくりとした口調で長々と話していたのだ。それが、キクウィト空港で行なわれている主たる活動だった。

どうやらようやくのことでインタビューが終了したようだ。ベルナール・ル・グエノがムイェンベに歩み寄って肩を叩き、「やってきましたよ」と告げた。そして型どおりの挨拶の交換をしてから、持参した鞄と荷物を、ムイェンベが乗ってきた車に積んだ。全員が乗り込んだところで、到着した医療救援隊はようやく空港を後にした。

しかし、病院に行くのはまだだ。最初に向かったのは、病院から八〇〇メートルほど離れたところに建つビルの中にある個人経営の診療所だった。そこが対策本部にあてられており、この先三ヵ月間、科学者たちの活動拠点になった。一行はそこで、世界保健機関（WHO）のデイヴィッド・ハイマンから状況説明を受けた。WHOが、今回の緊急事態に対する国際救援活動を統括していた。ハイマン自身、二日前に到着したばかりだった。そこでは、ブリュッセルから来た「国境なき医師団」のバーバラ・キールシュティーエンスにも紹介された。彼女はハイマンの一日後に到着していた。

カーン、ロラン、カラン、ル・グエノらがはじめて病院を見たのは、午後遅く、ほとんど夕方近くのことだった。その時刻には、気温も下がって過ごしやすくなっていた。デイヴィッド・ハイマンが運転する車は、墓地の前を通過した。新しい土がかぶせられた一ダース余りの新しい墓が見えた。アリ・カーンは少し暗い気持ちになった。「疫学者としてすべきことは、墓に埋まっている人たちのリストをそろえることです。名前、年齢、性別、それに住んでいた場所とかをね。でもねえ、あの墓、病院のそばに掘られたばかりの墓を見て、あの木の十字架の下には人間が埋まっているんだと思うと、この仕事に新しい意味が付け加えられるんですよ。疫病が終結するまでには、あの十字架の下に眠る人たちの名前をほとんど全員知っていました」

ようやく問題の病院だ。屋根は波トタン板葺きの寂しげな青い建物群がなだらかな丘の斜面に建っていた。アリ・カーンの目には、死んで放棄された場所のように映った。彼の言葉によれば、「死んだような状態で、砂漠みたい」だったという。「人気《ひとけ》がなくてがらんとしていたという意味です。医療従事者の姿がどこにもなく、誰も患者の世話をしていませんでした。病院の外に家族が何組かいましたけど、家族はそうとう嘆き悲しんでいる様子でした。悲劇でしたね」

一行は車から降り、病院の敷地内に歩いていった。屋根付きの廊下で繋がった一〇棟の病棟が離れて建っていた。救急治療室《サル・デュルジャンス》を通り過ぎ、検査棟、薬局、手術室《サル・ドペラシオン》を通り過ぎた。そこここの芝生の上にゴミが散乱していた。舗道の上に何頭かの山羊と一匹の犬がいた。

一行は第三病棟に着いた。エボラ患者が収容されている病棟だ。病棟に通じる両開きのドアの中は暗く静まり返っていた。チームのメンバーは、まだ到着したときの服装のままで、感染防止のための装備は身に付けていなかった。

だから、開いているドアに歩み寄っただけで、そのまま立ち去った。

当初、伝染病センターは公衆衛生局の一部だった。連邦政府の一部局としての公衆衛生局の歴史は一七九八年に遡る。「船員の病気と身体障害救済に関する法案」が第五回連邦議会を通過して、ジョン・アダムズ大統領が署名した年である。船上や港湾でさまざまな活動をする船員は、病気やある種の危険を被りやすい。そこで船員に適切な病院や医療を提供するために新たに作られたのがその法律だった。医療費は無料ではなかった。船員たちは月々二〇セントという保険料を支払い、医療費はそこから支払われたのだ。

最初の海事《マリン》病院は、一八〇〇年前後からボストン、ノーフォーク、ニューオーリンズに次々と建設された。いずれもみな海岸に位置する大きな港湾都市である。しばらくすると、主要な投錨地でも海岸近くでもない都市にもマリン病院が建てられるようになった。ナポレオン、アーカンソー、パデューカ、ケンタッキーといった町である。その理由は純粋に経済的な問題だった。マリン病院を誘致できれば金が落ちるのだ。ようするにこの事業は、マリン病院の医療サービスではなく、マリン病院基金として認識されていたのである。一八五五年の合衆国財務省の報告が、その避けがたい結果を要約している。「一部の都市は、マリン病院を誘致することで、余分な公金が落ちることを期待しているように思われる。このような風潮を抑えなければ、われわれは暇な外科医、暇な経理主任、暇な看護師長、暇な看護師を無数に抱えることになる。ただでさえすでにたくさん抱えているというのに」一八七〇年、ウィスコンシン州選出のトーマス・ハウ上院議員はこの点を突いてこう語っている。「西部で町をおこす好ましい方法は、そこが川沿いかまあまあの大きさの水たまりのある土地なら、マリン病院の建設予算を獲得することだった」

実際、マリン病院が全土に開設されるようになったのだが、できてしまうと、必ずしも賢明な使われ方がされたわけではなかった。政府は、いかなる対策も講じないという方法でその問題に取り組んだ。エントロピーの法則がはたらくにまかせたのである。一七九八年から一八六九年のあいだに三一のマリン病院が総建築費三〇〇万ドルで建設されたが、一八六九年まで機能していたのは、そのうちのわずか九病院だけだった。最初の三一病院のうちの一四は、すべてひっくるめて四〇万ドルにも満たない値段で売却されていた。それ以外の病院は、一つが全焼し、一つが川に押し流され、あとはすべて廃院になった。

そこで打たれた解決策は、公衆衛生事業を軍隊に似た組織にして専門化し、それを「軍《サージ》医総監《ヨン・ジェネラル》」ならぬ「公衆衛生局長官《サージョン・ジェネラル》」の管理下に置くというものだった。公衆衛生医の就役部隊を組織し、独自の制服を着用した保健衛生の戦士を組織するというのだ。その部隊は専門家のエリート集団で、しかも政府職員とは別クラス、その任命方法は政治家がらみでもなくほんとうの軍隊の兵士ともちがい、どちらかといえばその中間となる。制服は、それを着る者たちは独立した自律的なチームであることを明示し、団結心を共有して国民の要求にそうよう力を合わせるという気概を表すものだった。あらゆる点でこの改革は功を奏し、公衆衛生事業を一変させた。

最初の制服は、旧字体でMDの文字が襟に刺繡されている点を除くと鉄道員の制服みたいだった。後の制服は海軍調のデザインだった。そのせいで、C・エヴァレット・クープ長官やジョイスリン・エルダーズ長官がテレビに映るたびに、視聴者は、「連中は海軍予備隊か何かなのか」ととまどったものだ。

CDCの疫病情報部の職員は、当初から、少なくとも週に一回、強制着用日の水曜は就役部隊の制服を着用するよう要求された。前日まではTシャツにジーンズにナイキという格好だった連中が、その日だけは突然、季節や気分、あるいはその日の洗濯の都合に応じて青、あるいは夏用の白、または万能のカーキ色の制服を身につけて出勤した。

就役部隊の常勤職員の任命に関しては政治家の干渉を免れていたものの、伝染病センターの所長に関してはそうもいかなかった。ホワイトハウスの行政官が替わるたびに、所長もその職を解かれるのがふつうだったのだ。CDCの所長や所長代理を務めた人間の数は、一九四六年の創立以来、一ダース以上にも達している。なかには、政治的人事刷新の煽りを受けて、在職期間が一年とか二年という場合もあった。デイヴィッド・センサー所長に至っては、ジミー・カーター政権の保健教育厚生省長官ジョゼフ・キャリファノから、全国ネットのテレビ放映中に首を言い渡された。長官はカメラが回っているときにセンサーを視界にとらえながらこう言ったのだ。「たとえセンサー博士とはもういっしょに働けないとしても、博士の貢献には感謝しています」

その夜センサーは夜のニュースにちょうどまにあう時間に帰宅し、放送の中で自分の首が切られるのを目にした。だが、ジョー・キャリファノを責められるだろうか。翌日の説明によれば、彼はただCDCの「新しい顔、新しい空気」を捜していただけなのだという。

CDCの最高指導者の職がきわめて暫定的なせいで、この地位は決して割のよくないものとなり、ノーベル賞受賞者やそれに相当する学識を備えた科学者でその職に手を挙げた者はいない。それとは対照的に、国立衛生研究所は、癌遺伝子の研究で一九八九年にノーベル医学生理学賞を受賞したハロルド・ヴァーマスを、一九九〇年代半ばに所長として迎えた。

CDCの新本部ビルで執務した最初の所長ジェイムズ・L・ゴダードは、伝染病センターの所長なんぞになりたいと思ったことはなかった。だから、上司だった公衆衛生局副長官アーノルド・カーランダーから内示を受けたときはあからさまに嫌がった。そのときゴダードが、自分に白羽の矢を立てた張本人であるカーランダーに最初に言った言葉は「こん畜生め！」だった。

ゴダードにCDC所長の任がまわってきたのは、荒《すさ》んでいたインディアン公共医療サービス局長の職を嬉々として務めたせいだった。それでも所長職を引き受けることにしたのは、公衆衛生局長官のようなもっと上の地位を狙う足がかりになると考えたからだった。それはともかくゴダードは、状況が悪い中で最善の努力をし、CDCを自分好みに作り変えた。自分は毎日制服を着用し、直属の部下にも、公式行事の際には必ず着用させた。そして表彰式典には軍楽隊を導入して軍隊行進曲を吹奏させた。

伝染病センター所長という地位には、職責以上の誉《ほま》れが用意されていた。この威厳ある地位は、「将官の階級」に相当するまでになっていたのだ。一号館すなわちクリフトンロード・六〇〇番地に建つ六階建ての管理棟前のポールに、自分個人の「星形旗《スター・フラッグ》」を掲げることができたのである。

実際には二種類の旗が掲げられた。黄色い検疫旗は司令官たる所長が外出中であるとき、燕尾の長旗は所長がセンター内で執務中で、有能な疾病対策《グッド・シップ・ディジーズ・コントロール》艦の艦長が艦上で指揮を執っているときに掲げられた。

新しい病気を国内に持ち込むのはCDCの基本姿勢ではなかった。CDCの全目標は、感染症の発生を抑えることであって拡大することではないからだ。その名も高いEISの職員は、未開地に出かけて即座に疫病の発生を止める。そして、現場にでていた疾病工作員たちは、次の危機が勃発する前にアトランタに戻ってくる。ところが、CDCの根絶チームが西アフリカで天然痘発生ゼロを達成する一年ほど前の一九六九年、経験豊富で一目置かれていたCDCの一人の医師が、はじめて、それまで知られていなかったウイルス病を合衆国に上陸させてしまった。

ウイルス性出血熱では往々にしてそうであるように、そのときも最初は病院が舞台だった。ナイジェリアのラッサにある兄弟団伝道会教会病院で、一九六九年一月の日曜日に、伝道会の看護師で六〇代後半だったローラ・ワインが病気になり、ちょっとした腰の痛みと全身倦怠を訴えた。異常な点は何もなかったが、じきに高熱が出た上に、喉の痛みがひどくて液体を飲むことさえできなくなった。ペニシリンやストレプトマイシンといった抗生物質も効かず、何らかの種類のウイルスに感染したことは明らかだった。しかしその症状は、治療に当たっていたジョン・ハマー医師が知っているどのウイルス病の症状とも合致しないものだった。そこで彼は、ローラ・ワインをラッサからジョス市に移送した。そこなら、設備が整ったかなりの医療施設であるビンガム記念病院に入院させられるからだ。

ローラ・ワインは、その病院でアメリカ人看護師シャーロット・ショーの看護を受けた。ローラ・ワインが運び込まれた日に、シャーロット・ショーは、自宅の庭でバラを摘んでいて棘で指を刺してしまった。彼女は傷の手当をして、そのことはそのまま忘れてしまっていた。ところが、ローラ・ワインの喉を拭っていたとき、シャーロット・ショーは、バラの棘で怪我をした部分にずきんという痛みを感じた。傷跡は薄いガーゼで巻いてあるだけで、ゴム手袋は着用していなかった。ローラ・ワインの容体は、その間にも悪化し、体孔や注射の刺し跡から出血していた。ビンガム記念病院に運び込まれてから三〇時間もたたないうちに、ローラ・ワインは死亡した。

その八日後、シャーロット・ショーも腰痛と頭痛と脚の痛みに襲われ、やがて寒気がするようになって四〇・四度もの高熱が出た。顔、頸、腕に赤い発疹が現れ、やがて全身に広がった。喉には奇妙な潰瘍ができた。皮膚は紫色になり、発病から一一日目に死亡した。

病院の唯一の常勤医であるジャネット・トラウプがシャーロット・ショーの病理解剖を行なった。解剖台の横に控えてその手伝いをしたのが、ジョンズ・ホプキンズ大学で学んだ長老派教会の看護師リリー・〝ペニー〟・ピネオだった。シャーロット・ショーの体内には、大量の黄色っぽい漿液がたまっていた。体内出血の名残である。腎臓は冒され、心臓は塞がり、肺は不自然なほど血液で赤く染まり、肝臓は死んだ細胞と脂肪堆積物で詰まっていた。検死の間、ピネオもトラウプも手術着と手袋を着用していた。しかし、理論上、死んでしまっている患者に感染症を起こさせる心配はもはやなかったため、両人とも手術用マスクは付けていなかった。

二週間後、今度はペニー・ピネオが発病した。徴候も症状も同じで、この時点でCDCが舞台に登場した。

ライル・コンラッドは、ナイジェリアのラゴスではCDC随一の災厄救済担当官だった。眼鏡をかけ、顎髭をたくわえた大男で、彼もまた、いったんはふつうの医者として出発したのにすぐに通常の医療行為に愛想が尽きた組の一人である。CDCの対病戦士にはそういう連中がごまんといる。合衆国で伝統的な医療行為といえば、来る日も来る日も、どれもよく似たうんざりさせられる苦情と付き合うことを意味する。腰痛、腱膜瘤、ひどい風邪、心臓の不調などを訴える患者の診察である。「そういうのは全然おもしろくなかった」と彼は語る。「残りの人生を、慢性心臓病患者の診察をしながら太りすぎて肥満になるなんて、つまんないよ」

しかし、熱帯病はおもしろかった。ノースウェスタン大学の学生の頃、マラリア研究者の助手をしていて、ニワトリのマラリアとかヘビのヘモグロビンの寄生病など、へんてこな病気をいろいろと扱ったのである。ある夏など、シカゴ動物園のすべてのヘビを相手に、ヘモグロビン細菌に寄生されている徴候はないかどうかを調べる仕事をした。ヘビは箱詰めにされて研究室に送られてきた。箱を開け、互いに絡み合っている一五匹から二〇匹のヘビを引き離して別々にし、一匹ずつから採血して、血液中の寄生体をすべて調べ上げるのが彼の役目で、とても楽しい仕事だった。

そういうわけで、彼はジョージ・ワシントン大学医学部を修了して一、二年たった頃には、ナイジェリアのエヌグ市にいた。そしてそこで、天然痘、麻疹、髄膜炎という三つの感染症と次々に対決した。髄膜炎の流行では、およそ一万人の子供が犠牲になっていた。麻疹が大流行したときは、三人のナイジェリア人医師といっしょにラゴスの小児科病院で治療に当たり、六週間にわたって一日に一〇〇〇人の患者を診察した。

「われわれは朝から診療を開始し、四人それぞれが、ふつうの麻疹に罹った子供たちを二〇〇人から二五〇人、六週間にわたって診ることになった。病院は一日に一〇〇〇人もの子供は収容できないからねえ、外来診療体制で最善を尽くすしかなかったんだ」

麻疹でも、肺炎に移行すれば命取りになりかねないし、そういうことはままあることだった。しかし、彼にできることといえば、診察室で子供たちを診察すること、すなわち抗生物質を投与して、脱水症状がひどい場合は病院内でしばらく点滴を施して、後は家に帰らせることでしかなかった。この経験から彼は、こういう病気に対して唯一効果的な対処のしかたは、そもそも病気に罹らないようにすることだと確信した。つまり行き着くところは公衆衛生である。医師の診察室で患者一人ひとりと対応するのではなく、集団を相手にするのだ。このような見地に立って、彼は一九六五年にＣＤＣに参加した。この機関こそが、医師としての残りの人生を預ける場所と決めたのだ。

一九六九年の五月、CDC天然痘根絶チームのラゴス地区担当官スタン・フォスターから呼び出しを受けたとき、コンラッドはアトランタに戻ろうとしているところだった。ペニー・ピネオという名の看護師が、ラゴスでニューヨークへの移送を待っていると、フォスターはコンラッドに告げた。彼女の病気が何なのか、誰も知らない。彼女に付き添って民間航空機に乗れる者もいない。なんとかしてやってくれないか。ラゴス大学病院は、患者の受け入れを拒否した。フォスターは、目下のところ感染症病棟の世話でてんてこまいだった。天然痘患者の隔離に使われている、トタン屋根のせいで猛烈に暑い小屋で悪戦苦闘中だったのだ。

翌朝、ライル・コンラッドは感染症病棟に出向いた。その近辺にいたCDCの人間全員が顔をそろえた格好になった。コンラッド自身とスタン・フォスター、カール・ウェスタン、ハーマン・グレイの四人で、全員が疫病情報部のメンバーだった。四人の医師が、二〇年間の熱帯医療経験に相当する知恵を結集し、ペニー・ピネオの容体を検討した。

「彼女は無感覚状態、ぐったりしていて精気がなかった」と、コンラッドは何年も前のことを思い出しながら語った。「ほとんど口がきけない状態で、すっかり弱っていたなあ。微熱があって、すっかりまいっていた。起き上がることもできないんだ。われわれが頭を持ち上げても失神したままなんだよ。びっくりしたねえ。何も食べていなかったのに、吐き気をもよおして嘔吐していたしね。それでもいちばん辛いのは、喉がひりひりすることだって言ってたね」

こいつはへんてこな新しい病気だぞと、コンラッドは思った。

「彼女をここから連れださなきゃ」と、コンラッドはスタン・フォスターに言った。「ぼくは二日のうちに帰国する。月曜日まで彼女を生かしておけるなら、ぼくが連れて帰るよ……でも、どうやって入国審査を通せばいいんだい」

「ああ、それは簡単さ」とスタン・フォスターは答えた。「だって、彼女は強制隔離できるような病気には罹っていないだろ」

まあ、そういえばそうだ。これが新しい病気だとしたら、強制隔離リストには記載されていないはずだからである。そこで四人は、合衆国海外検疫所宛の手紙を作成した。慎重に言葉を選んで、ペニー・ピネオはたしかに健康とは言えないが、強制隔離の対象となる病気には罹っていないと明言した文書である。その文書には、患者は感染状態――ローラ・ワイン、シャーロット・ショー、ペニー・ピネオと続いたパターンがそのことを如実に物語っている――ではあるが、それでも現時点では感染力はない、とも書かれていた。

それは、四人のうち誰も診たことのない新しい病気だった。なのに、どうして彼らはそんなふうに断言できたのだろうか。

「われわれはウイルス病と思える病気をいろいろ見ていたからね」と、コンラッドは答えてくれた。「感染後二、三週間たってもまだ感染力のあるウイルス病がいくつあるだろう。類型的に言って、ウイルス病の感染力があるのは発病直前と発病後の最初の数日間で、その後は潜伏段階に入ってしまうんだ。彼女は、発病して二、三週間はたっていたからね」

では、どうしてウイルス病だとわかったのだろうか。

「その点に関しては自信があった」と彼は答えた。「こいつはアルボウイルスだと思ったんだ。見たことのある細菌病のうちのどれでもなかった。それで、ある種のアルボウイルス病として類型化したわけ」

かくして一九六九年三月三日月曜日、二人のナイジェリア人の病院職員がペニー・ピネオをパンアメリカン航空のジャンボジェット機に運び込み、ファーストクラスをカーテンで仕切った部分に固定した。ファーストクラスの前列左側の座席二つを外し、にわか集中治療室に改造したのである。

ライル・コンラッドは、通路の反対側に座った。彼の足下の床には、氷を詰めた小さなクーラーボックスが置かれていた。その中には、ラッサ熱の犠牲になった最初の二人の、恐ろしい最後の遺物が収められていた。ローラ・ワインとシャーロット・ショーの血液標本、脳、肝臓、腎臓の切片などである。コンラッドの横の窓際の席にはドロシー・デイヴィスが座っていた。感染症病棟でピネオの看護をし、疲労困憊してしまった看護師である。コンラッドは飛行中ずっと忙しかった。ピネオは物を飲み込むことができないため、飲み込むべき唾などがすぐに喉にたまってしまう。コンラッドはそれをスポイト付きの管で吸いだし、飛行機の洗面所から拝借してきた洗面器に捨てる作業を繰り返していたのだ。検死標本を入れたクーラーボックスの面倒も見なければならなかった。氷が溶けた水をトイレに流し、新しい氷を乗務員からもらって詰め替えた。

搭乗機は、ガーナのアクラ、リベリアのモンロヴィア、セネガルのダカールを経由してそのつど新しい乗客を迎えてから、ニューヨークに直行した。全部でおよそ一八時間の旅だった。

ケネディ空港では、乗客が全員下りた後でコンラッドがクーラーボックスを持ってタラップを下り、最後にストレッチャーに乗せられたペニー・ピネオが運び出された。用意した文書が完全にその役目を果たし、税関も入国管理官もいっさい文句をつけなかった。かくしてラッサ熱は合衆国に持ち込まれた。

CDCの所長デイヴィッド・J・センサーは、ライル・コンラッドが新種のウイルス性出血熱といっしょにペニー・ピネオを国内に連れ帰ったことに歓喜したりはしなかった。

「海外から危険な感染症といっしょに伝道団を連れ帰るとはいったいどういう了見なんだ」と、センサーは怒鳴りつけた。「そんなことはCDCの職務ではない！　その飛行機に乗っていた人たちをどういう危険に曝すか、考えはしなかったのか」

「彼は半時間もぼくをののしったよ」と、ライル・コンラッドはそのときのことを思い出して語った。しかしコンラッドは、その質問を予想していたし、答える準備もできていた。

「考えました。われわれは慎重に検討したのです」と、コンラッドはセンサーに答えた。「実際、乗客全員の名簿を持っています。しかしですね、私と看護師が発病しないかぎり、飛行機の乗客の心配は無用です。われわれ二人が、患者といちばん密接に関わったわけですから。それがどういう病気にしろ、ピネオは発病から二、三週間たっていました。ですから彼女にそれほどの感染力はありません。とにかく彼女は、強制隔離の対象となる病気には罹っていません。たとえ罹っていたとしても、海外で病気になったアメリカ人は、たとえどこからであろうと、手厚い治療を受けるために帰国する権利があります。あるいはそれを言うなら、母国で死ぬために帰国する権利も」

しかし、デイヴ・センサーには何を言ってもむだだった。彼はコンラッドをピネオ事件から外した。

ペニー・ピネオは、最終的にラッサ熱から回復した。しかし、全治まで三カ月あまりもかかった。コンラッドも、ピネオの看病をした看護師のドロシー・デイヴィスも、そしてわかっているかぎりでは同じ飛行機に乗り合わせた乗客も誰一人として、その病気には感染しなかった。その上、何年か後にはデイヴ・センサーまでもが、コンラッドがピネオを国内に連れ帰った件に関する意見を変えた。ずっと後になってからセンサーは、「奴が彼女を連れ帰ったことは、おそらくべらぼうな善処だったのだろうと思うよ」と語ったのだ。「われわれは、ラッサ熱の原因とその診断方法を学んだわけだし、病院の予防措置等々でどういう処理をすればいいかを学んだわけだ。奴があの看護師を連れ帰らなかったとしたら、われわれはいまだにあの病気に関しては手探り状態だったかもしれない。だからまあのときのことを振り返って、奴を大いに誉めてやろうじゃないか」

それでもウイルスは、ウイルスとして広まる性質を備えていた。連中は小さくて目に見えない。その辺にいてもわからない。おまけに瓶に閉じこめておくのも難しい。そのせいで移送から三カ月以内に、合衆国内でラッサ熱が発生した。最初はコネチカット、次はペンシルバニアで発生して一人が犠牲になった。しかし新しい患者は、ペニー・ピネオと直接の接触があったわけではなかった。研究室、ガラス瓶と培養細胞内のラッサの標本から感染したのだ。病原体が標本瓶から逃げ出したのである。ウイルスのような連中は、そういうことがすこぶるうまい。

問題の研究室は、イェール大学アルボウイルス研究チームだった。世界的に有名で経験豊かなウイルス学者ジョルディ・カザルスが率いるチームである。彼とその同僚たちは、病原体を同定するためにラッサ標本をさまざまな検査に付していた。彼らは二〇〇種類のウイルス試薬を試したのだが、どれも合致するものはなかった。それは、紛れもなく新種のウイルス病だというコンラッドの見解を裏づける結果だった。ところが一九六九年六月三日、ラッサ熱がニューヨークに到着してからちょうど三カ月目に、カザルス本人がそのウイルス病に罹ってしまった。ゴーグルにマスクに手袋という通常の予防手段を講じていたにもかかわらず。

治療手段はわかっていなかったため、カザルスにはペニー・ピネオの血漿が注射された。彼女はその病気から治癒したのだから、彼女の漿液には、ウイルスを無毒化して彼女の命を救った抗体が含まれているはずだという考えに基づいてのことである。その抗体が彼女に効いたなら、カザルスにも効くはずだ。いずれにせよそれは理論上のことだった。それが正しかったかどうかはともかく、ジョルディ・カザルスはラッサ熱から生還した。

このこともあって、ラッサ標本を研究室に保管するのはきわめて危険なことがはっきりしてきた。イェール大学の研究室で働いていたソーニャ・バックリーなどは、ウイルスを扱う際に必ずしもマスクをしないばかりか、「ピペットを口で吸って」標本液を移し替えることまでしていた。

ピペットは、ジュースを飲むためのストローのような一本のガラス管で、その側面に量を計るための目盛りが刻まれているだけの代物だった。下端を液に浸し、上端を口に入れて、一定量だけ吸い上げるという仕組みである。当時を振り返ると、それは生物学研究室では通常の実験操作だった。危険な液体を飲み込む事故から自分を「守る」ためには、(それでどんなウイルスでも食い止められるとばかりに)ピペットの上端に綿を詰めるというやり方もなくはなかった。

今から思えばなんとも素朴なものだが、それでうまくいっているように見えていたし、原因不明のまま研究室員がばたばたと死んでいくということもなかった。それでも、災難すれすれのことはよく起こっていた。ソーニャ・バックリーが、ペニー・ピネオの感染した漿液を吸い上げようとしたときのことである。ピペットが短すぎて標本液まで届かなかったため、ガラス瓶を傾けることにした。ところが、どんどん傾けているうちに、蓋をしていない瓶の口が彼女の鼻の先に触れてしまった。瓶の中の漿液は、瓶の口すれすれまで迫っていた。

「ばかなことをしたものよ」と、後年になって彼女は語った。「ほんとうにばかよね」

しかしソーニャ・バックリーは感染しなかった。

ジュアン・レイモンは感染した。しかし彼は、ラッサウイルスの仕事はしていなかった。働いていた研究室は、ジョルディ・カザルスやソーニャ・バックリーの下の階だったし、研究材料は米国東部で発生する馬脳脊髄炎（東部脳炎）で、ラッサ標本には近づいたことさえなかったと言われている。しかし彼は、カザルス研究室が最初のラッサ標本を受け取った六カ月後の一一月末に何らかの病気に罹った。発熱と悪寒、筋肉痛などの症状だったが、何の病気なのか誰にもわからなかった。医院の医師はジュアン・レイモンの血液を採取して、民間の検査機関に送った。その間にレイモンは、感謝祭の休暇でペンシルバニア州のヨークに帰省した。

最初の症状が出てから一〇日後、ジュアン・レイモンは死亡した。検査の結果、死因はラッサ熱であることが判明した。

ジュアン・レイモンの血液標本の検査を依頼された民間検査機関はその標本を焼却し、イェール大学はラッサ熱の研究を止めた。『ニューヨーク・タイムズ』紙は、「研究を停止させるほど危険な新種の熱病ウイルス」という見出しでこの事件を報道した。

イェール大学としては、ラッサ熱やその原因となるウイルスの研究にはもうこれ以上いっさい関わりたくないという意向だった。ジョルディ・カザルスは、すべてのラッサ標本を集めて梱包し、アトランタの伝染病センターに送ってしまった。
少なくともそこは、ウイルスの保管法を心得ていた。

ウイルスは、それを構成する原子の数を数えられるくらい小さい。電子顕微鏡を使えばその姿が見られるし、それを形作っている明確な分子の配置も見える。DNA塩基配列決定装置や分子生物学の手法をうまく使えば、特定のウイルスのゲノムを読み取ることだってできる。ゲノムというのは、そのウイルスの分子的特性を決めているヌクレオチドの完全な一組のことである。

ウイルスの大きさはほとんど無に等しいにもかかわらず、ウイルスが発見されたのは遠い昔のことである。前世紀のことで、発見者はタバコモザイク病の研究を別々に行なっていた二人のヨーロッパ人植物学者だった。タバコは重要な換金作物であり、葉にモザイク状の斑点が生じるタバコモザイク病は葉の商品価値を落としてしまう。

この問題を最初に研究したのは、ロシア人植物学者のディミトリー・イヴァノフスキーだった。サンクト・ペテルブルク大学の学生だった彼は、一八九〇年にクリミア半島一帯の農場でタバコモザイク病が猛威を振るったとき、この問題に関心を持った。当初、その病気は細菌によって広がるのだろうと考えられた。当時としてはまったく論理的な考え方である。なにしろ、病気は病原菌によって引き起こされるという説をパストゥールが確立した一八六五年から、まだ二五年ほどしかたっていなかったのだ。病気の原因となる微生物すなわち細菌は、人から人へとうつる。細菌は植物にも感染するのだから、タバコの斑点も細菌が原因だと考えるのは理にかなったことだった。

イヴァノフスキーは微小な病原体の分離を目指し、一八九二年、タバコの葉をつぶしてその絞り液をシャンベルラン・キャンドルと呼ばれるもので濾過した。それはパストゥールの助手シャンベルランが一八八四年に発明したフィルターで、ガラス管の中の細長い芯が白くて蠟燭《キャンドル》に似ているせいでそう呼ばれるのだが、実際は細かい孔が開いている素焼きのフィルターである。上の口から液体を注ぐと、底から流れ出る液は不純物を取り除かれて澄んでいる。上から注いだ液に含まれていた細菌も取り除かれている。

しかし、モザイク病に感染した葉の汁をシャンベルラン・キャンドルで濾過したのに、その濾過液にはまだ病原性があった。イヴァノフスキーが濾過液を健康な葉にこすりつけたところ、その葉も病気になったのだ。おかしい。絞り汁に見つかった細菌は、濾過した液には見つからないというのに、濾過前と変わりなく、濾過液には病原性があるではないか。ということは、モザイク病を引き起こしているのは普通の細菌以外の何かなのだ。

その六年後の一八九八年、デルフト・ポリテクニック・スクールのオランダ人植物学者マルティヌス・ベイエリンクは、イヴァノフスキーの実験を再現し、同じ結果を得た。モザイク病に罹ったタバコの葉の絞り汁は、濾過した後も病原性を失わなかったのだ。それが何であれ、病原体は細菌ではありえないと、ベイエリンクは判断した。たいていの細菌は普通の培地でも野火のように増殖するのに、そいつは植物体以外では増殖しなかったからである。毒素でもない。濾過液から感染した葉の濾過液からも感染するというふうに、連鎖的な感染が確認されたからである。これは、病原体が植物の中で増殖している証拠である。体内毒素には、こんな芸当はできない。

病原体は、増殖するのだから生物であるにちがいない。しかし、通常の方法では培養できないのだから、細菌ではありえない。そこでベイエリンクは、こいつはまったく新しいタイプの生命形態であり、感染性の生体液であると結論した。そして彼はそれを、濾過性ウイルスと名付けた。ウイルスというのは、ラテン語で毒素という意味である。この新しい実体は、自分だけで増殖する力はなく、生きた細胞の中だけで増殖すると、彼は述べている。「この感染病原体が増殖するためには、生きた細胞の細胞質の中に組み込まれ、いうなれば増殖に引きずり込まれねばならない」この言葉は、まさにウイルスの実際の増殖法を予言するものだった。細胞中に侵入してどんどん増殖するというウイルスの増殖法の細部が解明されたのは、ずっと後のことだった。

続いて他の研究者が別のウイルスを発見した。一八九八年、ドイツの科学者フリードリッヒ・レフラーとポール・フロシュが家畜に発生する口蹄疫の原因はウイルスであることを発見したのだ。一九〇〇年には、アメリカの軍医ウォルター・リードが、熱帯に蔓延し、蚊が媒介する出血熱である黄熱病の原因はウイルスであることを明らかにした。

ウイルスが実際にどんなに不思議なマシンかということは徐々に明らかになっていった。生きるために必要な通常の装置をほとんど欠いていた。自分自身の代謝機構は存在せず、熱とか光、あるいは他のいかなる形状の物体であれエネルギーであれ、食物はとらず、老廃物も出さない。それなのに、自己増殖ができる。自分自身の個性からは切っても切れないものすなわち独自の遺伝的組成だけは自分で保持したまま、よそでできることはすべて他の存在のものを借用して自己増殖をはかるという離れ技ができるのだ。ウイルスは、生物にとって必要な最小限度になるまで不要なものを脱ぎ捨てたうえで、さらにまだ最小限必要なものまでも脱ぎ捨て、増殖に必要な余分の材料は寄生する細胞から借りてしまうことにしたのである。

まさに、ウイルスには兜《かぶと》を脱ぐほかない。奴らは忌々しいほどずるい存在なのだ。意識がないどころか生きてさえいない。それなのに、存在する上で欠かせない問題を解決してきた。自分よりも複雑な構造をした生物を操って、自分のために汚い仕事をやらせるのだ。

その間、奴らはのほほんと後ろに控えたままで子孫を殖やしてしまう。ちっぽけなのに驚異的なこの存在を、賞賛しないわけにはいくまい。ウイルスのずばぬけた利口さ、機能して自らを永続させる手だての巧妙さを知ると、奴らに感染してもらうことがほとんど名誉にさえ思えるくらいだ。

そう、ほとんど。

結局、一〇年で天然痘ウイルスを一掃する企ては過大な野望だった。一九六六年に開始してから、世界で最後に天然痘が自然発生した一九七七年まで、一一年かかってしまったのだ。最後の患者は、アリ・マアリンという名の二三歳のソマリ族のコックだった。長身で痩せた若者は、天然痘から回復し、先史時代にまで遡る連綿たる感染症患者の系列の最後の人間としてつかのま有名になった。

そして次々と、世界中の国々が、世界保健機関（WHO）によって天然痘の存在しない地域と認定された。天然痘が存在しない証明は、疑わしい患者から採血して検査するという理学的な方法によってなされねばならなかった。その検査の多くを引き受けたのがCDCである。一九七八年には、CDCの天然痘研究室は四〇〇〇件の標本検査をこなした。そしてそのどれからもウイルスは検出されなかった。そういうわけで、一九七九年一二月九日、ジュネーヴにおいて、WHO天然痘根絶チームの二〇人のメンバーが、一枚の羊皮紙の文書に署名した。その文面は単刀直入である。「われわれ、天然痘根絶確認の任にある世界委員会のメンバーは、天然痘が地上から根絶されたことを確認します」

根絶を阻む主要な障害は、科学や医学の問題ではなく、社会的な問題であることが判明した。宗教、迷信、単なる恐怖など、自分自身が抱える理由から、一部の人たちは種痘を嫌がったのである。しかし、世界中の全員に種痘を行なう必要などないことが証明され、全員への種痘実施をすることなく天然痘は根絶させられた。

かくして天然痘はいまや歴史の中の存在であり、人間が意図し計画してわざわざ絶滅させた最初のウイルスである。天然痘については歴史書で読める。図書館に行って、古代エジプトの王ラムゼス五世が天然痘に苦しめられて紀元前一一五七年に死んだ様子を知ることができる。王のミイラの写真を見て、肉眼でも明らかな痘痕を顔に見つけることだってできる。

もはやできないのは、野外に出かけて、実際の天然痘患者を目の当たりにすることである。世界中どこに行っても、それは不可能である。もはや、天然痘患者は存在しない。天然痘ウイルスは、最後の一個に至るまで、自然界から完全に除去されたのだ。

天然痘ウイルスはいなくなってしまった。

ＣＤＣは、稀少な病気、たちの悪いウイルス、恐るべき病原体の収容施設であり続ける一方で、自己増幅を続ける連邦官僚機構の最たるものでもあった。当然予想されるところである。結局のところ、「健康」という旗印の下でなされるかぎり、施設の増設や支出の超過、革新的な新計画などに対して異議を唱えられる者などいるだろうか。その結果、施設内では常に増築がなされ、規模は拡大を続け、守備範囲も新しい重要な方向に広がり続けた。歴代所長はこぞって、まるで自らの存在を正当化するかのように、新しい管理評価方式の導入、名称変更、現行制度の配置配列の構造的変更を命じた。どれをとっても、外部の人間にはぜんぜん理解できないことばかりだった。

ＣＤＣは、永遠に続く「組織変え」を断行中だった。どうやら、たとえ本心ではなくても、どうしても「組織変え」に着手してしまうのは、それが新任所長の利己心と自負にとって決定的に重要なことだかららしい。

事業部《ディヴィジョン》は分局《ブランチ》と改名され、分局は局《ビューロー》と改名された。部局《ユニット》はプログラムと改名され、プログラムはセンターと改名された。センターは部《ディヴィジョン》に分割され、それはさらに課《ブランチ》に分割された。ＣＤＣ自体は、かつては局《ビューロー》にすぎなかったが、機関《エージェンシー》と改名された。局長《チーフ》は所長《ディレクター》に改名された。それにともなって新しい略称も作られた。産業衛生事業部

（DIH）は職場保健安全分局（BOSH）になるといったぐあいである。

本体自体も、同じ名称が数年以上も続くことはなかった。最初は戦争地域マラリア対策局だったものが伝染病センター（CDC）になり、それが国立伝染病センター（NCDC）になり、さらに疾病対策センター（CDC）になり、それがまた疾病対策センター機構（CDC）となり、さらにまた疾病対策防御センター機構（CDCP）と変更された。途中三年間だけNCDCだった期間を除けば、正式にはCDCPと呼ばなければならなかった時期も含めて、一貫してCDCであることに変わりはなかった。しかしこれが、政府の官僚機構のやり方であり、誰もそんなことにはさしたる関心を払わなかった。

あるとき、レディー・バードことジョンソン大統領夫人がCDCを訪問した。一九六四年、まだ伝染病センター時代のことで、かの大統領夫人は半日ツアーを行なった。当然のごとくそれは、公式に記憶されるべき絶好の機会だった。そこで、ちょうど構内に建築費一二〇〇万ドルの新しいビルが建設されることになっていたため、ちょっとした起工式が催されることになった。それほど特別なものではない、一二〇〇万ドルの普通の講堂にすぎないのだから。レディー・バードと当時の局長ジェイムズ・ゴダードが起工式で使うための銀色のシャベルが二つ用意された。ファースト・レディー用なのだから当然である。

起工式当日、行政官たちがスピーチをし、三軍の軍楽隊が見守り、有能なる疾病対策艦の頭上高くで局長の「星形旗」が涼風にはためく中、白い制服に身を包んだゴダードが司会をし、レディー・バードその人がシャベルを手に最初の一掘りを敢行した。

そう、彼女は掘ろうとしたのだ。しかし、シャベルを突き立てた地面は岩のように固かった。そこで彼女は一〇センチほど移動して再度試みた。またしてもだめだった。

そんなことがしばらく続き、ファースト・レディーはまるでニワトリのように地面をつつき回った。その間、施設管理係のボブ・シャクルフォードは、自分であらかじめ用意しておいた小区画を捜してきょろきょろしていた。彼は地面に穴を掘り、そこにミズゴケを入れた上に普通の土を被せ、平らにならして周囲と見分けがつかないようにしておいたのだ。その偽装が完璧すぎたせいで、彼自身にも二度と見分けがつかない状態になっていた。

何も聞かされていないレディー・バードが、問題のその場所に近づき、上体が突っ込むほど力を込めてシャベルを突き立てた。おっと、地面が柔らかすぎた。ファースト・レディーは前につんのめり、ほとんど穴に落ちそうになった。

レディー・バードの夫にして「偉大な社会」の建設者、リンドン・ベインズ・ジョンソン大統領は、一九六五年に、偉大な社会では大都市近辺にネズミがいるべきではないと判断し、ネズミ防除法案が連邦議会に提出された。この法案はただちに議員たちのあいだに反響を呼び、提出された法案を精一杯真剣に検討した。議員たちがまず知りたがったのは、なぜ都市のネズミだけを標的にするのかということだった。田舎のネズミとの区別はできるのか。「四本足のネズミ」対「二本足のネズミ」に関《ラット》する悪意ある寸評もあった。明らかに法案には好意的ではない議員の一人は、「ネズミのように利口な動物」なら「とんでもない」《ラット・ナウ》とばかりに反対票を投じるだろうねと語った。

それでもネズミ防除法は成立し、最初の二年間で四〇〇〇万ドルという予算も付いた。CDCはネズミ防除にあたる最高のタイミングを統括する仕事は、CDCにまわされた。CDCは七〇人の職員を新規採用した。CDC史編纂者エリザベス・エスリッジの言葉によれば、「未熟な大勢の人間がネズミの穴を見つける簡単な仕事にありついた」のだという（そして彼女は、「ストレスを募らせるっていうことを別にすれば、そんな仕事は健康とは全然関係なかったわ」と付け加えた）。

CDCはそれとは対極的な方面にも進出した。「月の黴菌《ばいきん》」から文明を守る仕事である。ジム・ゴダード所長が画策し、その危険についての対策を立てる帰還汚染検討委員会を設立したのだ。月から帰還した宇宙飛行士は三週間の検疫隔離状態に置かれるが、隔離される前、海上に着水した飛行船からハッチを開けて外に出た宇宙飛行士は自由に動きまわる。そこで、生物体を隔離する服を開けたハッチから宇宙飛行士に投げ入れ、その服を着せた上で互いに大量のヨウ素溶液と家庭用漂白剤としても使われている次亜塩素酸ナトリウムを散布させ合うという計画だった。

「それだけ浴びせられれば月の黴菌は生きていられない、そう信じたいね」と、宇宙飛行士のマイケル・コリンズは語った。「でも、黴菌が海に逃げるのはどうやって防ぐのか、私は知らないよ」

CDCの研究者たちは、月の石に黴菌などの地球外生物が付着していないかどうか検査した。「連中が細かく砕いた月の塵を普通の培養組織にまき始めたときのことは一生忘れないね」と、CDCウイルス研究室の室長ウォルター・ドウドルは話してくれた。「もちろん培養組織はみんな死んでしまったよ。培養組織に塵をまけば、そりゃあ死ぬさ」そして、「あれほどばかばかしいと思ったことはないね」と付け加えた。

その後、CDCはまたもや新しい所長を迎え、永遠に続く自己評価調査に着手した。もちろん、「完全な組織変え」を射程に入れた基盤整備のためである。今回は、外部の専門家一六人からなる「レッドブック委員会」が任命され、国内でもっとも切実な健康問題一〇項目のリストをまとめるよう諮問《しもん》された。合衆国市民が曝されている危険、公衆衛生が抱える主要な問題がリストアップされるはずだった。

熱の入った議論の末に最終的に切り落とされた一二番目の項目は、なんとヘルニアだった。

そう、〝ヘルニア〟！

6　最後の頼みのラボ

第三病棟の中央通路に立ったピエール・ロランの周囲には、死者や死にかかっている患者が横たわっていた。

「そりゃあひどかった」と彼は語る。「みんな嘔吐してるんだぜ。床も壁も、下痢と血液だらけでね。死んだ患者も生きてる患者もごちゃ混ぜでさ」

「金属製のベッドにマットレスだけで、患者はシーツのないマットレスの上で死んでいくんですよ」とアリ・カーン。「長い通路で半分に分かれていましてね……そこに死んだ患者が二人、誰にも運ばれずに横たわっていましたっけ。すさまじかったなあ。だって、みんなエボラ出血熱で死にかかっていたんですよ。しかも、誰にも手の施しようのないままね」

「ぼくらは大急ぎで見て回りました」とフィリップ・カラン。「とにかくすごかった。でも、あまり明るくなかったもんで、同じ日の午後にもう一度戻ったときは、想像していたよりもすごかった。前のときには見えなかった遺体が見えましたからね。前は覆いがかけられていたんだ。患者をもっと近くから見ると、注射針の危なさがよくわかりましたよ。いたるところ注射針だらけでしたからね。床の上も、ベッドの中も、ナースルームのポリ袋の中も」

病室は窮屈で、閉所恐怖症に見舞われそうで、死の臭いで満ちていた。床は血液、嘔吐物、排泄物、尿、何かよくわからない液体がこびりついた塊などで滑りやすくなっていた。一人の患者の洗面器がひっくり返り、中身がマットレスの上にこぼれていた。その患者はベッドから床にずり落ち、そのまま胎児のように丸くなっていた。裸のままやつれ、まるで小鳥の死体みたいだった。

建物の反対側にも病棟があり、ちょうど最初の病棟と鏡像の関係にあった。ただしこちらには、生きている患者はいなかった。

「そこには二、三体の遺体がありました」とフィリップ・カラン。「三日はたっていると思える遺体もありました」

病院の後方に向かって芝生を横切った場所に、第九病棟が離れて建っていた。第九病棟は漆喰作りの小さな建物で、麻疹に罹った子供の隔離病棟として使われていたこともあった。外から見ると、とても快適そうな場所に見えた。屋根付きのポーチがあって、そこに木製ベンチが二つ置かれていた。強い日差しを避けられるそこに座って芝生を眺めながら飲み物でも飲めば、きっと気持ちがいいだろう。そこには、三人の大人が収容されていた。「死体が一体と患者が二人だった」とベルナール・ル・グエノ。「母親と娘が同じベッドに寝ていた。二人だけで、もう三日もそこにそうしていたのです」「まるっきりの二人ぼっちでね」とフィリップ・カラン。「一人はすでにまちがいなく死んでいて、もう一人は生きていました。そしてもう一人は死にかけていた。われわれはどうしていいかわからなかった。やるべきことがとても多くて。だからそのままにしておきました」

翌朝、母親は死に、娘は母親の死体の横でまだ生きていた。二人は、狭いマットレスの上に並んで寝ていたのだ。「そこでぼくらは少しでもましな手を打つことにしました」とカラン。「まだ生きていたそのお嬢さんを第三病棟に移したんです。結局その子も亡くなったけど、それほどひどくない状態の中で亡くなったと思うな」

「刺し傷を付けるのは危険だった」とピエール・ロランが説明した。「だからわれわれは、打つ数を抑えるようにした、注射の本数をね。患者の症状が悪化したとき、荒い呼吸、ひくつき、出血とかが出たときは、なるべく患者が休めるようにして落ち着かせ、不安とかを感じさせないようにすることにしたんだ。でも、すごい集中治療は避けたよ。だって、治癒の決め手なんかないんだから」

　患者たちが治癒することはなかった。エボラには、有効な治療も特効薬も確実な療法もなかった。つまり、いったんウイルスが自己増殖を開始し、犠牲者の体内をむさぼり始めたなら、病気の進行を抑える手だてはなかったのだ。病気が引き起こす肉体的苦痛に加えて、別の意味での恐怖が患者を襲った。それは、自分の体と命に起こっていることは、医学の力ではどうしようもできないことなのだと悟ったときにわき起こる怖さである。患者にとって、事態はまさにどうしようもできないことなのだ。患者にできることはないし、医師にできることもなかった。何をしようと、結末に変わりはないのだ。エボラに感染した患者の運命は、その時点で決まってしまい、あとは決まったコースを進むだけ。患者は横たわったまま事態の進行を見つめ、待ち受けるだけなのだ。

　医師たちは患者に話しかけ、そして患者の話に耳を傾けた。

「患者が何か言うときは、たいてい喉が渇いた、でした」とカランは教えてくれた。「それは何も飲むものがないからではなくて、この病気の症状の一つが、喉がとても痛くなって、飲み込むのが辛くなるからなんです。それが患者たちの主な苦情の一つです。ああそれと、極度の衰弱、この衰弱がまた辛い。ベッドに横になったまま、衰弱に苦しむというのは、ちょっと想像できないくらい辛いことです。頭を持ち上げることさえ、大変な努力がいるようでした」

「みんな、とてもぐったりしていたなあ」と語るのはピエール・ロラン。「なかには、頭痛、胸の痛み、背中の痛みを訴えた患者もいたっけ。たいていの患者は話したがらないんだ。話せないほど消耗していたからね。何もしたいことはない、死にたいだけだって。これがエボラの一つの特徴だね。患者はほんとうに消耗している、始終ずっとね。

水がほしいって頼むんだ。治療してくれ、何かしてくれ。まわりの家族といっしょになって、死なせてくれって頼むんだよ」

死にかけている患者はみな同じ様子だった。じっと上を睨んだまま、顔は仮面か幽霊のようで、いっさい表情がなかった。

「病気の最後はね」とカラン。「患者の外観は、何かの本に書いてあるようなすさまじい状態ではありません。『溶けてぐずぐず』なんかじゃない、体の中が血の海だったりはしません。ショック状態、筋肉ショックの状態なんです。意識不明ではなくて、『弛緩状態』って言えばいいのかなあ、動きがのろくて静かでとてもぐったりしてる」

「出血する患者はとても少ない、出血は主な症状じゃないんだ」とロランは説明する。「患者のうちで、なんらかの出血をするのは半分もいなかった。それでも、出血して死ぬ人もいた」

「とてもたくさんの人が亡くなりました」とフィリップ・カランは語る。「それもとてもたくさんの人が難しい状態でね。ぼくらは助けになっていたけど、ぼくらが望んでいたほどは助けられなかった。医療従事者たちへの感染は止めたし、患者たちを、もう見捨てられることはないという気持ちにさせた。治癒はできなかったけれど、それだけでも少しはよかったんじゃないかな」

清掃に五日かかった。ピエール・ロランとフィリップ・カランがそれを担当し、実際に第三病棟の中に入り、そこを病院の病棟らしいものに変え、医療行為を行なうために矯正したのだ。

「現場で遭遇した難問の一つは、病棟に入ることと患者の看護を誰もやりたがらないことだった」と、ピエール・ロランは述懐する。「だから亡くなった患者が病棟に放置されていたんだ。亡くなった後も二、三日はそのままでね。なにしろ誰も何もやりたがらないんだから。だからぼくらがやったよ。ほとんどフィリップ・カランとぼくの二人でね。ぼくらはとにかく病棟に入っていって、床の掃除をして、注射針を片づけ、遺体を運び出して遺体袋に入れ、掃除をしたわけ」

なんと注射針だ。アフリカの病院では、薬の投与方法として注射が多用されていた。医師が処方した薬を患者にきちんと摂取させるには、いちばん確実な方法だからである。錠剤をいじくりまわすなどということはない。錠剤を飲むための水がないこともあるからだ。医師や看護師たちは、しばしば使用済みの注射器を放置したまま立ち去る。そういうわけで第三病棟には使用済みの注射針が散乱していた。床を歩くと、注射器や針を踏みつけることになる。

「初日にまず最初にやったのは、まさに注射針捜しですよ。ありとあらゆるところからたくさん見つけました」と、カランは言う。「これがまず最初にやったことだったと思います。そんな状態だから、患者の面倒を見る時間はあまりなかったのもわかるでしょ。でも、それこそ初日に真っ先に片づけるべきことだったと思います」

カランとロランは、朝早く病院に出かけ、ポリエチレン製のガウン、エプロンを着込み、マスクとゴーグルを付け、塩素系消毒液の水たまりをじゃぶじゃぶと歩いて病棟に入っていった。中に入ると、新しい死体、排泄物、血液、悪臭が待ち受けている。二人は遺体に消毒液をかけ、遺体袋に入れ、さらにもう一度消毒液をかけ、ストレッチャーか担架に乗せて病棟から運び出した。

二人は、汚染されたあらゆるものの表面を消毒した。つまり、ほとんどの病棟と、その中のものすべてを消毒したということだ。嘔吐物、尿、排泄物を床からすくい取ってバケツに入れ、あらかじめ掘っておいた穴の中にバケツの中身を捨てた。そして床をモップがけし、表面を噴霧器で消毒した。床、壁、ベッド、マットレスに消毒液を噴霧したのだ。漂白剤の濃度は三段階で、遺体、血液、人間の排出物にはいちばん高濃度の塩素剤、ベッドと壁は中濃度、生きている患者の皮膚にはいちばん低濃度の塩素剤を散布した。

二人はさらに、病院から数ブロックほど離れたところにあるバンドゥンドゥ医科大学で新しい医療スタッフの訓練をした。そして病院に連れてゆき、病棟内の清掃や患者の世話の手伝いをさせた。ピエールとフィリップは、朝から晩まで働きづめのこともしばしばだった。ときには真夜中まで病棟にいたこともある。六時くらいに夕日が沈んだ後は、ガソリン式発電器が動いているときには明かりが灯った。しかし、発電器用のガソリンがいつもあるわけではなかった。そういう場合は、ヘッドランプか懐中電灯、あるいは石油ランプの明かりで働いた。

しばらくして落ち着くと、第九病棟のはずれにある遺体安置所で、ピエール・ロラン、それとときにはアリ・カーンが、死者の病理解剖をすることもあった。「病気の進展ぐあいがはっきりしていなかった患者にはとくに」その必要があったとロランは言う。「病棟に運び込まれて、何も診察をしないうちに数時間で亡くなってしまう患者もいたんですよ。そんな場合は、確実な診断を下すために肝臓の組織を少しだけ採取しました」

ふつうは、針生検だけで十分だった。穴を開けるための大きな針を皮膚に突き刺し、プランジャーを装着して組織を切り取り、プランジャーを外して針と標本を引き抜くという手順である。亡くなったばかりのエボラ患者に実施するには決して安全な方法ではないが、CDCの医師はとにかく実行する。ときには、患者の名前も知らぬまま。

「ある患者などは、われわれが知っていることといえば、その女性が家族に置き去りにされた、家族の誰かが病院の前に放置したということだけでした」とアリ・カーンは語った。「名前もわからなかった。その女性は危篤状態で出血していて、その翌朝亡くなりました。そこで生検を実施しました」

これが最初の五日間、毎日繰り返された日課だった。カランとロランは、清潔で整頓された秩序のとれた病棟を五日で創造したのだ。患者は一つのベッドに一人ずつ寝かせられた。マットレスの上にはビニールのカバーが敷かれた。壁と床は洗浄されて乾かされた。基本的な衛生管理の手順が整えられた。きれいな水が用意された。

使用済みの注射針はどこからも見つからなくなった。

キクウィトの非常事態で奇妙なのは、その二〇年近く前にザイールの別の病院で起こったエボラの流行をまるでビデオで再現しているかのように見える点だった。

「おかしいのはね、ぼくの前の上司は七六年にエボラの大流行でザイールに出かけ、そこで床の掃除をして、エボラに罹って亡くなった看護師たちの世話をしたというのに、それから二〇年たった後でもぼくは同じ国でまったく同じことをやったってことさ」と、ピエール・ロランは話す。「二〇年たっても同じことをやるなんて、あきれちゃうよね」

一九七六年、ザイール北部のヤンブクという町で、カトリックの修道女たちが働いていた小さな村の病院で、たくさんの人がばたばたと死んだ。そのときも、看護師と使用済みの注射針が放置され、標本がアントワープに空輸され、キンシャサ在住のアメリカ人医師がCDCに救援を要請し、患者の家族が遺体を埋めようとして自分たちが病気に罹り、人々が自分の命惜しさに病院から逃げ出すという光景が展開されたのだ。いや、何よりもおぞましいのは、いずれの場合も、病院そのものがこの感染症の活動中心にして宿主、流行拡大の主役を演じたことである。

ヤンブクは、コンゴ川北部の熱帯雨林の中にある村だった。ヤンブク伝道会病院は、医師は不在で、あまり訓練されていない修道女と看護師と助産師が詰めているだけだったものの、ブムバ地区を構成する七郡のうちの一つであるヤンドンギ共同体に暮らす六万人の健康管理を受け持つ拠点だった。病院はコンクリート造りトタン葺きの建物の集合体で、薬局、手術室、一二〇床のベッドを備えていた。大きさはキクウィト総合病院の三分の一ほどだが、電気がなく基本的な医療設備と医薬品が不足している点は同じだった。

それでもその修道会病院は外来医療を行ない、一日に四〇〇人もの外来患者をこなしていた。患者は、マラリアから赤痢、フィラリアなど、あらゆる病気がそろっていた。フィラリアというのは蚊が媒介する病気で、患者の脚を腫れ上がらせてゾウの脚みたいにしてしまう。その病院では、どんな病気に対してもある種の抗生物質を投与するのが通常の治療だった。投薬方法は、ほとんどどんな場合でも注射だった。しかし、一日に四〇〇本もの注射針は用意できない。それどころか、一ダースほどの針しかなかったというのが実状である。そのため修道女たちは、同じ五本の針を、一回使うごとにお湯のなかでじゃぶじゃぶさせただけで使い回していた。

このやり方はまったく感心できないものであり、世界のどこの病院でも容認されはしない。ただしそれは、注射をしなければならない患者が四〇〇人もいるのに注射針は数本しかないなどという悲惨な状況を免れているからの話である。そんな状況下では、なりふりかまわぬ医療活動をするしかない。野戦病院での手術のようなものだ。規則を曲げ、最善を期すしかない。それに、その修道会病院の修道女たちはその方式で何年もやってきていた。病院の開設は一九三五年である。しかも、そのことで深刻な事態が生じたことはなかった。

　ただしそれは一九七六年までのこと、ミッションスクールの教師が、マラリアだという診断が即座に下せそうな発熱などの徴候と症状を訴えて来院するまでのことだった。修道女の一人が、マラリアに対しては通常の治療薬であるクロロキンを注射して家に帰した。教師が抱えていた症状は、いったんは軽減したもののすぐにぶり返した。そして、高熱と血の混じった下痢と頭痛と胸の痛み、吐き気を訴えて再び病院にやってきた。三日後にその患者は死んだ。

　当時はまだ、誰もエボラウイルスなど見たことはなかったし、それが引き起こす病気のことも耳にしたことはなかった。エボラというのは、ヤンブクの北一五〇キロほどのところを通常は東から西に穏やかに流れている小さな川の名前である。死亡した教師は、その後すぐにエボラ出血熱と呼ばれることになる病気に罹った世界最初の患者として知られることになった。

　その教師は、二つの別個の感染経路を創始した。一つは彼自身から家族と友人へという経路で、一八人が死んだ。ウイルス粒子に直接触れることで感染し、ウイルスが広がったのである。

　もう一つの感染経路は、その患者に注射された針から広がった。患者の血流中のウイルスが、注射針を血管から抜くときに針に付着したのだ。それによって、注射針がウイルスに汚染された。修道女や看護師など、その後その注射器を取り扱った人たちと、同じ針で注射された人たちがウイルス粒子を拾ってしまい、ウイルス保有者となって感染し、それぞれが新しい感染経路を設定した。

病院の四人の看護師がエボラウイルスの犠牲になったほか、文字どおり何百人もの患者が、汚染した注射針の使い回しのせいで、知らぬ間にウイルスを注入された。そのようなかたちの注入はまちがいなく致命的であり、注射によってウイルスをうつされた人間で病気から回復したものはいなかった。

病院で病気がうつることを、医学用語では院内感染と呼ぶ。ブドウ状球菌やシュードモナス菌、ヘルペスウイルスや肝炎ウイルスなどで起こる院内感染が典型的なものである。ヤンブクにおけるエボラの大流行は、院内感染の世界記録といえる。なにしろ多数の患者ばかりか、病院のスタッフの大半の命までも奪ってしまったのだ。「ヤンブク修道会病院の閉鎖こそが、単独処置としては、その流行を最終的に終結させる上でもっとも重要なものだった」と、この事件を調査したWHOの公式報告書に書かれている。「医療スタッフが不足したせいで病院が閉鎖されたところ、その感染症は弱まった」

医学的な見地からヤンブクでの大流行で重要なことは、病気発生当初から、ウイルスが同定される前、命名される前から、それ以上の病気の拡大を抑えるために何をすべきか、医療関係者は完全に心得ていたことだった。必須事項は、標準的な消毒と隔離看護――ガウン、手袋、ゴーグル、マスク、患者と健康な人間とのあいだに病原体を通さない障壁の設置など――ほども複雑ではなかった。

そのときのエボラの流行では、ヤンブクで感染した修道女の一人シスターM・Eが、看護役の修道女シスターE・Rに付き添われて一人の司祭といっしょにキンシャサに移送され、その全員がンガリエマ病院に収容された時点で、通常の隔離手段がもたらす違いが明確になった。ンガリエマ病院では、南アフリカ出身の医師マルガレータ・イサークソンとメイインガという名のザイール人看護師が治療にあたった。

「二人の修道女と一人の司祭がザイールの首都キンシャサにあるンガリエマ病院に一九七六年九月二五日に到着した瞬間から、感染拡大を阻止するための予防手段がとられました」と、マルガレータ・イサークソンは説明してくれた。「隔離看護が最初から導入され、患者に接する際には木綿のガウンと木綿のマスクを着用しました。その後、使い捨てのガウンとマスクに替えましたが、予備が少なかったので、ガウンと使い捨てのビニール製靴カバーは、病室のドアの外にかけておいて再利用しました。シスターE・Rが患者の看護をしていたときは保護用の着衣は身に付けていなかったということは注目すべきことです」

最初に感染していた修道女シスターM・Eは九月三〇日に死亡した。八日後、保護用の着衣を付けずに看護していた修道女シスターE・Rが発病して同じ症状を見せた。シスターE・Rは一〇月一四日に死亡した。キンシャサで最大規模を誇るンガリエマ病院全体ではあと一人、看護師のメイインガだけがこの病気に感染することになった。

メイインガは、最初の修道女が死亡する前何日間か、患者と接触していた。後に調査官たちは、隔離看護の手続きがほんの一瞬破れたすきに、メイインガはウイルスをもらってしまったのではないかと推理した。メイインガが症状を示していたとき、彼女はキンシャサのママ・イェモ病院の混み合った救急治療室に何時間か滞在し、小さな男の子といっしょに同じ一本のソーダを飲み、一四歳の女の子といっしょに同じ皿に盛られた食べ物を食べたという事実はあったものの、メイインガ以外には、感染は広がらなかった。

キンシャサでエボラを扱った経験から、マルガレータ・イサークソンはいくつもの結論を引き出している。第一に、「感染を予防する隔離看護の基本原理は、見たかぎりでは、感染の環を断ち切る上でたぶん効果的でしょう」と彼女は語った。第二に、「エボラウイルスの空中伝播は、あるとしても病気の感染ということではたいしたことないでしょう」。第三に、「エボラウイルスの感染力はそれほど強くはなく、感染するためには、おもに血液や分泌物との密な接触が必要でしょう」

二〇年たっても、彼女が下した結論は本質的には変わっていない。エボラウイルスも含めてウイルスは、物理的な障壁を不思議な力を使って貫通したりはしない。ビニールかゴム一枚の障壁があれば閉じ込められるし、家庭用の塩素系漂白剤としても使われている消毒液で簡単に殺せる。

つまり、この病気の拡散を阻止するためになすべきことは、ウイルスで汚染したもののまわりに障壁を作ればいいだけなのだ。ハイテク技術も、高等な医学知識も必要ない。それどころか基本的な原理は、一〇〇年以上も前のパストゥールの病原体説とジョーゼフ・リスターの消毒法にまで遡る。いずれも、一八六五年に確立されたものである。いちばんだいじなことは、恐ろしい微生物を健康体から遠ざけておくことなのだ。

ウイルスは微小な分子構造体である。直接的な方法では触って調べることも見ることもできない。しかしだからといって、連中にも物理法則を出し抜くことはできない。ウイルスが健康体に感染するためには、相手の体まで物理的に移動し、その体内に侵入しなければならないのだ。

物理的障壁を設ければ、病気の感染は止まる。それをしなければ、感染も止まらない。手続きはややこしいが、理屈は単純である。

CDCは、研究室の安全に関してはこれまで常にすばらしい評判を誇ってきた。世界を見渡すと、研究所で恐ろしい事故が生じたという話はごまんとある。しかし、みっともない事故がCDCで起こったという話は聞いたことがない。CDCの研究室で働く職員は、慎重さにかけては他に類を見ないほどの実績を積んできているようだ。さもなければ、事故が起こっているにしてもそれほどの大事には至らないとか、少なくとも命に関わるものではないということにはならないだろう。

もしそうだとしたら、これはまさに驚くべきことである。なにしろ疾病対策センターの研究室で働く技官《テクニシャン》たちは、狂犬病ウィルスから炭疽菌まで、およそありとあらゆる種類の致死性の病原体を日常的に取り扱っているのだ。そういう病原体の半数あまりは、たとえばオロポウシュ、シンドビス、オニョンニョンなど、普通の人が聞いたこともないような病気を引き起こすものだ。CDCは最後の頼みの研究所《ラボ》だった。何らかの理由で扱いたくなかったり、封じ込めておくための適切な施設がなかったり、皆目見当もつかないような病原体がほかの研究所から送りつけられる先が、CDCだったからである。イェール大学のアルボウィルス研究室が一九六九年にラッサ標本から手を引くことを決定したとき、それを送り付ける先はCDCをおいてほかになかった。ヤンブクで発生した一九七六年のエボラの標本がパストゥール研究所に送られたときは、荷物を受け取るとすぐにWHOのポール・ブレから電話がかかった。

「ぜったいに開封してはだめだ！」とブレは言った。「感染力がきわめて高いから、最大限の安全性を確保している研究所で調べるべきだ。すぐにアトランタのCDCに送ってくれ」

しかも、感染力が高いそのような病原体は、なんともいいようのない不思議な魔力を発揮するものだ。人はそういうものを前にすると偏執的になり、不安がつのって不器用になる。いつもはへまなどしない手が震えだし、こわばって手を滑らせやすくなる。針のむしろに座らせられるはめになり、病原体を皮膚の上に、ついこぼしてしまう。

一九七〇年、ジャネット・トロープは、ラッサ熱の新しい犠牲者の病理解剖を行なっていたとき、つい手が滑ってしまい、メスが手袋を突き破り、指を切ってしまった。その三週間後、ジャネット・トロープもラッサ熱に感染して死亡した。

ついで一九七六年、ヤンブクの病院を事実上壊滅させた未知の病原体の標本を、アントワープにあるプリンス・レオポルド熱帯医学研究所が受け取ったとき、その調査には研究所長のステファン・パティン自身があたったのだが、彼は異常なくらい指がこわばってしまい、手を滑らして標本の入った瓶を床に落として割ってしまった。

大事には至らなかったものの、アントワープの研究所当局はそのウイルス標本から手を引くことを決定し、CDCと、イギリスのポートン・ダウンにある応用微生物研究所にすべて引き渡した。

CDCに関して言えば、エボラウイルスでの事故は起こさなかった。しかしポートン・ダウンではそうはいかなかった。研究所の最高度の生物的封じ込め施設で働く技官、ジョフリー・プラットが、ウイルスを装塡した皮下注射器を手に持っていて、つい手を滑らし、親指を針で突き刺すという事故を起こしてしまった。彼はエボラに感染したが回復した。

疾病対策センターでは致命的な自己注入事故が起きたことはない。よその研究施設では生じている指先こわばり症候群が、どういうわけかCDCでは発生しないらしい。これはCDCの歴史を考えるとなおさら驚異的なことである。なにしろその大半の時期、危険な病原体を扱う致死的病原体実験室《ホットラボ》が公衆衛生局のほかの部門から払い下げられた安物を寄せ集めて作られたものだったのだ。最初のホットラボに至っては、トラックが牽引する一六輪のトレーラーの中に設置されていた。しかもそのトレーラーは、まるで積み荷は中古家具か何かのように、ビルの裏に停められていた。

この背景をなすアイデアは、一九六〇年代に遡り、メリーランド州ベセスダにある国立衛生研究所傘下の国立癌研究所の所長だったケネス・エンディコットに帰せられる。当時の研究者たちは、人間が冒されるある種の癌の原因はウイルスだと考えていた。しかも、癌を引き起こすウイルスが見つかったときは、病原体を輸送せずに安全に研究できるような移動研究室があればいいと考えていた。つまり、どんな遠隔地へも送り込むことができて、研究員にも地域住民にも害を及ぼすことなく病原体を調べられるような「移動可能なウイルス封じ込め研究室」を作ろうということだった。

そこで癌研究所はインディアナポリスにあるダウケミカル社のピットマン・ムーア部門と契約を交わした。トラックのトレーラーを調達し、車輪付きの生物的封じ込め研究室に改造するというのだ。ピットマン・ムーアはふつうの家畜用トレーラーを購入し、ステンレス張りに改造した。もっとも、実際の組立加工を行なったのはフロリダ州オーランドにある専門の会社である。

そのフロリダの会社は、安全キャビネット、動物の飼育ケージ、パス・ボックス、滅菌装置、クリーンベンチ、低温冷凍庫、収蔵庫、流し、恒温器、遠心器、高圧滅菌器《オートクレーブ》、トイレ、デコンシャワー、それに陰圧式出入口《エアロック》まで装着した。通常の蛍光灯のほか、緊急照明装置、封入式下水処理装置も組み込んだ。その中で実際の研究調査を行なう生物的安全キャビネットは一級品で、フォート・デトリック基地のＵＳＡＭＲＩＩＤで使用されているクラス３レベルのキャビネットを製作しているニューヨークのブリックマン社製だった。それは胸の高さくらいのキャビネットで、前面はガラス張り、そこに研究者が手を突っ込んで実験をするための手袋が付いている。キャビネット内は減圧されていて、ホルムアルデヒドの蒸気が噴出されるなど最新の安全装置を備えていた。

トレーラーは空調付きで、室温と湿度が完全に調整され、一時間当たり二〇パーセント余りの空気が交換される換気装置を備えていた。空気と水の純化濾過装置の性能は、トレーラーを出入りするものは吹き寄せられた雪と同じくらいの純粋さであるくらいの精度だった。完成してみると、この「移動可能なウィルス封じ込め研究室」の内部は、当時稼働中の最高設備を誇る研究室とまったく見分けがつかないほどだった。ぴかぴかに輝き、とてもすっきりしていた。ところが外観は、長さ一二メートル、幅二メートル四〇、高さ四メートルのありきたりなトレーラーなのだ。総製作費は、締めて三〇万ドルから四〇万ドルといったところだった。

この白く光輝く車輪付きの驚嘆すべき代物が一九六七年八月にオーランドの工場を出発してベセスダの国立衛生研究所（ＮＩＨ）目指して北進したときが、時あたかもアフリカの出血熱が世界を震撼させようとしていた時期とぴたり一致するとは、計画段階から誰一人予想していなかったことだった。この絶妙のタイミングは、まったくの偶然だった。しかしともかくもこの動く研究室は、マールブルグ病の病原体がヨーロッパの三都市で同じ騒動を引き起こしていた瞬間に繭を突き破ってまさに羽ばたかんとしていた。

運転手にＮＩＨからの緊急無線が入ったとき、移動研究室はカロライナを北進中だった。ベセスダ行きは変更となった。運転手はアトランタへと方向転換し、移動研究室をＣＤＣに配送した。

その数日前のこと、ドイツのマールブルクでは、ベーリングヴェルケ薬品の三人の従業員が、筋肉痛、頭痛、吐き気、嘔吐、発熱、衰弱などの症状を特徴とする急性の病気で入院していた。それと同時に、フランクフルトのパウル・エールリッヒ研究所の動物飼育室で働く六人の職員も同じ症状を発症していた。そしてさらに、ユーゴスラビアのベルグラードの研究所で働く二人の職員も。すべての患者に共通する唯一の要因は、サバンナモンキーとも呼ばれるミドリザルだった。このサルは、医学実験用としてアフリカからヨーロッパに日常的に輸入されていた。入院した患者のすべてが、ミドリザルそのものか、サルから採取された血液や組織標本と接触していた。

その病気と発症のしかたは、既知の病気像のどれにも適合しない上に、病原体はまったく不明だった。医師が患者に投与した抗生物質は、どれもみな病気の進行をいっさい抑えなかった。つまり病原体は細菌ではないということだ。「感染の大本が細菌でもリケッチアでもなく、ウイルスが原因なのだろうということはすぐにはっきりした」と、医師の一人は語っている。しかし、黄熱病などのウイルス病の治療法もいっさい効果がなかった。そんなことから医師団は、これは何か新しい病気だと結論した。いい呼び名がなかったため、医師たちはその病気をミドリザル病と呼ぶようになった。

患者から採取された血液標本が、世界中の病理学者に提供された。病理学者にとって、新しい未知の感染症は、天文学者にとっての新彗星の発見、核物理学者にとっての新しい素粒子の発見に匹敵することである。未知の領域であり、未踏の土地が秘める魅力をすべて備えている。「ミドリザル病」病原体の標本は、ドイツ、オーストリア、南アフリカ、イギリス、合衆国の研究機関に送付された。

イギリスのポートン・ダウンの研究チームに、病原体の正体を明かす幸運は訪れなかった。「かの感染症の病原体の性質に関しては、未だ明確な結論は得られていない」と、彼らは一九六七年末に報告している。「病原体は、未知の微生物とも思われるが、現時点ではさらなる調査が必要である」

さらなる調査の一部はCDCでなされた。NIHのトレーラーはCDCの5号館裏の駐車場に駐車され、整備係が高電圧の電源供給、給水、排水システムを接続し、瞬く間に駐車場に独立したホットラボが出現した。ウイルス研究室長ロバート・キスリング、電子顕微鏡の専門家フレッド・マーフィー、その二八年ほど後にキクウィト標本をエボラと同定することになる技官のメアリー・レーン・マーティンらを含む研究チームが結成され、謎の病原体をトレーラー内の研究室に持ち込み、一連の調査を開始した。

新しい病原体と定義する特徴は、既知の病気の抗原に対する反応を調べ、どれに対しても否定的な結果が出るということである。ミドリザル病にはそれがあてはまった。どの抗原にも反応しなかったのだ。コーカルウイルスでもカーンキャニオンウイルスでもハートパークでもなく、たくさんあるアルボウイルスのどれでもなかった。

一方、謎の病原体はモルモットを確実に死亡させた。感染したモルモットは熱を出し、飲み食いをしなくなり、ただただ飼育ケージの中に横たわって死を待つだけだった。「病気の末期になるとひきつけを起こすようになりました」とキスリングは話してくれた。それでも、病原体を接種され感染症状を示したにもかかわらずなんとか助かったモルモットもいた。

その微生物は、細胞も殺した。まさにウイルスの特徴である。健康な培養細胞に接種して二日たつと、細胞が縮みだし、隣合う細胞どうしが離ればなれになるかっこうとなり、最後はみな死んでばらばらになった。別の検査から、病原体の遺伝物質はDNAではなくRNAであることが判明した。それは正体がウイルスであることをうかがわせる有力な手がかりだった。

いちばん興味深い観察は、感染して死んだ細胞をフレッド・マーフィーが電子顕微鏡にかけて目にしたものだった。

「私はちょっとばかり動揺しました」と、彼は後に語っている。「それはとんでもなく奇妙で、ぞっとさせられる映像でした。五万倍に拡大された長い糸状の『虫《ワーム》』が見えたのです」

「奇妙」という印象は尾を引き、マーフィーはその病原体に関する一連の専門的な報告書の中でもこの言葉を一貫して使い続けた。「多数の奇妙な円柱状の粒子」が見えたとか、「円柱状や釣り針状などさまざまな形状の奇妙な粒子」が見えたなどといった表現を使い続けたのである。

その粒子は数字の6とか9のような形をしていた。まっすぐ気味の長い尾は先で輪を描くように曲がっていた。粒子の全体の形は、妙なひねり、屈曲、湾曲、突起などがある風船状だった。

たいていのウイルスよりも大きいのだが、標準的なサイズというものが存在しなかった。「長さは一三〇ナノメーターから二六〇〇ナノメーターを超えるものまでさまざまでした」とマーフィーは語る。「驚くほどの長さと粒子間に見られる極端なまでの長さの変異が、この病原体のユニークさを強調しています」

それは、マールブルグ、ラッサ、エボラという邪悪なウイルス・トリオの一番手だった。

マールブルグウイルスの致死率は二七パーセントだった。つまり、その病気に罹って死ぬ率よりも回復する可能性のほうが三倍も高いということだ。この数字は、天然痘ウイルスのたいがいの系統よりも致死性がわずかながら低い。天然痘の致死率は三〇から四〇パーセントのあいだであり、HIV（エイズウイルス）や狂犬病ウイルスよりもかなり低い。この二つのウイルスの致死率は一〇〇パーセントに近いからである。

しかし死亡させた人間の絶対数からいえば、マールブルグウイルスは世界中の致死性ウイルスのなかで最低だった。一九六七年にはじめて発生して以来三〇年近いその歴史において、わかっているかぎり全部で一〇人を死亡させたにすぎないからだ。その一〇人のうちの七人は、ドイツでそのウイルスがはじめて発生した際に死亡した患者である。その後八年間は死亡者が出なかった。一九七五年に南アフリカで再び発生したときは一人が死亡し、マールブルグウイルスによる総死亡者数は八人となった。言い換えるなら、マールブルグウイルスは、一九六七年から一九七五年のあいだに世界中で毎年平均一人を死亡させたわけである。

世界中で年平均一人を死亡させる病気というのは、どんなに想像力を飛躍させたところで、公衆衛生の脅威ではない。それと同じ期間をとると、狂犬病では平均して一年に三万人が死亡し、マラリアでは一〇〇万人近い人が死亡している。それでも再びマールブルグ病が発生したとき、CDCはただちに行動を起こした。当初、それはラッサ熱の発生だと考えられた。そのせいで、CDCの所長デイヴ・センサーが知らせを受けたとき、彼が最初に呼び出した相手はCDC内のラッサ熱の専門家ライル・コンラッドだった。

コンラッドは、土曜の朝、ちょうど家族といっしょに外出しようとしていたときにその電話をもらった。

「ライル、君の今日の予定はどうなってる」と、CDC所長のデイヴ・センサーは電話の向こうから聞いた。

「今日はこれから、女房といっしょに子供らをキャンプに連れていくところです」

「おっと、荷物はみんな積んじまったのか！　コニーに、君はちょっと遅れると言ってくれよ。君には南アフリカに行ってほしいんだ」

そこで新しいラッサ熱が発生したんだと、センサーは説明した。オーストラリア人のヒッチハイカーとその一八歳のガールフレンドがローデシアと南アフリカを旅行しているとき、男のほうが昆虫か何かに咬まれ、筋肉痛に吐き気と嘔吐を訴えた。その若者は六日後に死亡したが、ガールフレンドのほうは、そのヒッチハイカーに付き添った看護師といっしょに同じ症状を訴えて入院中だった。現地の全員が、ラッサ熱だと確信しているという。ペニー・ピネオの回復期の血清を持参して、それが効くかどうか試さない手はないだろ。

「ただ、ラッサ熱を持ち帰るのはだめだぞ」と、センサーは釘をさした。

その四八時間後、一九七五年二月、ライル・コンラッドはヨハネスバーグに到着した。もちろん、ペニー・ピネオの血清を入れた小瓶を詰めたアイスボックス持参だった。それがその時点で存在する、ありったけのラッサ熱用解毒剤だった。

しかし二人の患者はラッサ熱ではなかった。コンラッドには、血清を試してすぐにそれがわかった。だとしたら彼らは、黄熱病、いや出血性マラリアかもしれないし、ひょっとしたら出血性の肝炎なのかもしれなかった。じつのところコンラッドにはその正体がわからなかった。症状が奇妙なのだ。

「彼女には発疹が出ていたんだけど、見たことがない類のものだった」と、一八歳の女の子の症状を説明する。「彼女は急性の肝臓病、あるいは腎臓病で死にかけているように見えた」

現地の医師たちと三日間話し合ったとき、コンラッドはデイヴ・センサーからの電話を受けた。コンラッドが南に飛ぶ間に、ヒッチハイカーと残る二人の患者の血液標本がアトランタに空輸されていた。おそらく両者は、空のどこかですれちがったはずだ。その検査結果が出たのだ。センサーはフレッド・マーフィーと電話を替わった。マールブルグ病の病原体の電子顕微鏡像を見て、「奇妙」と形容した、あのマーフィーである。

「診断がついたよ、ライル」と、マーフィーは電話の向こうで言った。「マールブルグ病だ。あん畜生のウイルスが見つかった」

「ぼくは啞然としたよ」と、コンラッドは当時を思い出して語った。マールブルグは、もう八年間も、世界中のどこからも見つかっていなかったのだ。一方、だからこそ、なおさらそいつを捜し出し、ずっとどこに隠れていたのかはっきりさせる必要があった。

ウイルスには特徴的な「保有者」がいる。人間にウイルス病を発生させるまでのあいだ、ほとんど害をなさずに寄宿する動物、昆虫、植物などの宿主が決まっているのだ。たとえば黄熱病は、野生のサルの体内にいるウイルスによって引き起こされるのだが、宿主のサルは黄熱病には罹らない。ウイルスは、「媒介動物」と呼ばれる別の生物によってサルから人間へと運ばれる。黄熱病の媒介動物は蚊である。

マールブルグ病が一九六七年に初めて発生した直後にアフリカで大々的な捜索が行なわれたにもかかわらず、マールブルグウイルスの媒介動物も保有者も見つからなかった。CDCのウイルス学者ブライアン・ヘンダーソンは、捜索チームの一員として、病気に感染していたミドリザルが輸出されたウガンダに行き、ミドリザルとそれ以外の病原体保有者候補を捜してウガンダ中を歩き回った。一行は何百匹ものミドリザルとアカオザルのほか、さまざまな種類のネズミ、ガラゴ（樹上性の小型のサル）などを捕獲し、血液、脳、肝臓、脾臓、腎臓の標本を採取した。また、マールブルグウイルスを保有していたサルを捕まえたり触ったりしていた七九人のウガンダ人を捜し出して、血液標本の採取も行なった。

すべての標本はアトランタに送られた。ボブ・キスリング、メアリー・レーン・マーティンらがその検査をしたのだが、明確な結果は得られなかった。しばらくはミドリザルこそがウイルスの保有者であるように思えたが、次いでしばらくはそうは思えなくなった。抗原その他の試薬にまちがった陽性反応を示し、次いで非特異的な反応を示したのだ。そして、一部の診断材料には、マールブルグウイルスと他のウイルスとを区別できるほどの精度はないことが判明した。なお悪いことには、続行された検査では、最初の検査結果を追認できないことがときどき起こるといったことなどが重なった。事態は混乱のきわみで、結局、ウイルス保有者に関しては結論めいたことが何一つ出なかった。

しかし、月日は過ぎて一九七五年となり、ヨハネスバーグにいたライル・コンラッドは、好機到来と見た。いまこそフィールドに出て、マールブルグウイルスの宿主を追いつめ、世界的に名を上げてウイルス学の歴史に永遠に名を刻むときだ。

好機が到来したとき、それをみすみす見逃せないのがライル・コンラッドの性分だった。

かくして、コンラッド、その一年後にキンシャサのンガリエマ病院でエボラの感染経路を断ち切った南アフリカ人医師のマルガレータ・イサークソン、ローデシアの保健大臣エリック・バーネット・スミス、それと南アフリカの四人の公衆衛生担当官からなる混成チームが結成され、史上まれにみる大ウイルス・ハンティングが開始された。その目的は、オーストラリア人旅行者がどこでどうやって感染したかを突き止めるために、その「患者一号」が辿った経路をすべて調べるというものだった。

二人のヒッチハイカーが旅行を開始したときからまだ一カ月ほどしかたっていない一九七五年三月の最初の二週間をかけて、コンラッドとその仲間たちは、ヒッチハイカーたちと同じ道を辿った。一行は、オーストラリア人たちが立ち寄ったすべての場所を訪れ、可能性として考えられる病原体保有動物や媒介昆虫を求めてあらゆる場所をくまなく捜し、罠をかけて標本を採集した。すべてが終了した時点で、探索行の公式報告書が書かれた。それは、ヴィクトリア滝やカイルダム国立公園などといった通常の観光スポットを訪問して回り、自炊の様子、宿泊したホテル、ユースホステル、キャンプ場、個人の家など、旅行者の一日ごとの行動を詳細に再現した不思議な報告書になった。

二月一日　彼らは清潔で管理の行き届いたホテルに滞在した。そこでは、衛生設備、節足動物、食べ物、水などに関して異常な点はいっさい見つからなかった。食虫性のコウモリや果実食のオオコウモリ、それと屋根裏に営巣していた鳥の尿を間接的に浴びた可能性はある。

ホテルの庭には禽舎《きんしゃ》があって、ハトのほか、リクガメとアナウサギが飼われていたが、患者二号［ガールフレンド］の話では直接触ったりはしなかったという。

ヴィクトリア滝には半日滞在し、旅行者たちは「『サル』をかなり遠くに見たと報告していた」。しかしコンラッド率いる追跡チームは、そこではサバンナモンキーを一匹見ただけだった。

カイルダム国立公園内の私設動物園で、「患者二号は、二匹のサバンナモンキーといっしょにフォックステリアの雌から授乳してもらったことのあるジャコウネコをなでた。追跡チームは、動物園の管理人全員とすべての動物から採血した。この場所では、それ以前もそれ以後も、重大な病気は発生していない」

ウイルス・ハンターたちから見て、旅行のハイライトは、ヴィクトリア滝から八〇キロほど離れたワンキーでの休憩だった。ここが犯行現場だと、一行は考えた。

ワンキー　二月六日にガワアイ川に向かう途中、旅行者たちは日中にワンキーの道端で四時間の車待ちをした。その数カ月前、その地域には動物間流行病が蔓延していた。そこにいたとき、患者一号［死亡した男性］が正体不明の昆虫に右脇腹を咬まれるか刺されるかして痛みを覚えた。道路横の土手に近い日陰に座っていたときのことである。残念なことに、彼もその連れも、その昆虫の姿は見ていない。

その場所の写真が公式報告書に載っているが、低木に覆われた急斜面に何本かの高木が生えた、アメリカ西部、ニューメキシコかアリゾナかどこかの間道といっても通るような場所である。コンラッドのチームはそこに車をとめ、あらゆる種類の動物標本を採集した。「われわれは罠をしかけました」と、コンラッドは回想する。「とくに捕獲したのは齧歯類でした。ハエも捕まえました。道端に子牛をつないでおいて、ハエをおびき寄せる囮にしたんです。そこから一キロ半ほどの場所で働いていた線路工夫一〇〇人からも採血しました。鉄道敷設工事のために、もう何カ月も野外で働いていた人たちだったからです。道路の舗装工事をしていた一五〇人からも採血しました。政府が呼び集めてくれたおかげで、そんなにたくさんの人間から採血できたのです」

一行は土壌、植物、そのあたりにたくさんいるジョウゴグモの標本も採集した。そして、ヒト、獣、昆虫、植物といった雑多な標本すべてを梱包して、アトランタの最後の頼みのラボに送った。しかし、何も見つからなかった。

「すべてが白でした」とコンラッドは語る。「すべての動物、すべての人間、なにもかもが完全に白でした」

しかし、そんな結果が出ても、すっかり入れ込んでいたウイルス・ハンターはくじけなかった。白という結果はむしろあたりまえであって、予想していたことだったのだ。ウイルス・ハンターが追跡していたのは、姿が見えず、幽霊のようにつかみどころのない、ほとんど神秘的といっていいような敵なのだ。そういう獲物の追跡がたやすかろうはずがない。それは、軍事作戦行動や聖戦に近いと言ってもいい。神話上の英雄の旅であり、騎士の探索の旅であり、伝説的な色合いを帯びていた。古代の伝説や中世の叙情詩に描かれた英雄のように、現代の疾病追跡隊は、遠隔の異国で謎の敵を追跡したのだ。彼らはあえて危険を求め、運命を試した。神秘的な病原体、正体不明の悪魔、太古の時空を超えた力を探索したのだ。

昔風の言い方をするならロマンチックな冒険だった。

そして、敵の正体を明かす最初の試みに失敗したコンラッドとその仲間たちは、その状況下でりっぱになしうる唯一のことをした。南アフリカに戻り、もう一度一からやりなおしたのだ。

最初の探索行から二カ月ちょっとたった一九七五年六月、疾病探索小隊の同じメンバーがヨハネスバーグに再び集結した。そしてヒッチハイカーが辿ったルートをもう一度探査した。ヒッチハイカーの足跡を再び辿り、ウイルスが潜む荒野を細部に至るまで忠実に踏査し、大小さまざまな標本瓶と携帯冷蔵庫をすばらしい標本でいっぱいにしたのである。

しかし、二回めの大量の標本を研究所に持ち帰り、研究所員たちが再び神秘的な儀式を繰り返したにもかかわらず、やはり何も見つからなかった。

マールブルグウイルスは、到来し、去っていった。しかし、誰もその行方を知らない。むろん、ライル・コンラッドも。「あのウイルスは自然環境の中に消えてしまった」

7 エボラ・フィーバー

マールブルグ病が最初に発生してから三〇年近くが経過した一九九五年の時点までに、報道機関はこの危険な病原体にまつわる伝奇的物語をすっかり把握していた。キクウィトの一件は、海外メディアの狂想劇、水素爆弾の炸裂や超大物の暗殺、火星人の襲来なみのお話となっていた。

報道関係者はキンシャサのインターコンティネンタル・ホテルに陣取り、いささか古ぼけて冴えない一〇階建てのこのホテルを世界一流の中継基地に変えてしまった。屋上には、夜通し、通信衛星回線用の携帯パラボラアンテナが林立し、あたかも毒々しいキノコの新種が生えているかのような様相を呈した。折り畳み式の小型アンテナと、ブリーフケースに入れて持ち歩けるサイズの通信機器とバッテリー一式は、辺境ジャーナリズムの時代にあっては必須の道具である。それさえあれば、地球を回る軌道上にいったん飛び出したうえで、世界中あらゆる場所の電話、ファックス、インターネット端末に飛び込むことができる。

しかし、衛星電話など氷山のほんの一角にすぎない。記者たちは、携帯無線電話、ポケベル、テープレコーダー、パワーブック、シンクパッド、モデム、ファックス、各種デジタル装置、最先端のアクセサリーを装着したすごいニコンなどを携えてキンシャサにやって来た。スピードライト、マルチコントロールデータバック、バッテリーパック、充電器、モータードライブ、数え切れないほどの本数のオートフォーカス式ズームレンズなどである。テレビ局のジャーナリストたちはちょっと独特である。カメラマン、照明係、音声担当、交渉係からなる一隊がインターコンティネンタル・ホテルかホテル・メムリングの前にバンを乗り付け、車から降り、荷物室のドアを開け、ライト、反射板、三脚、マイク用アーム、小型カメラなどを詰め込んだ長細くて黒いコンテナを次々と下ろし始める。

彼らは、翌日、ようやくのことでキクウィトに乗り込むときにもまた同じことを繰り返した。そして町に繰り出し、一般市民、患者や死亡者の家族、医師、看護師、病院の雑役夫、赤十字の職員、埋葬担当班、タムフム・ムイェンベ、アリ・カーンほか、質問に答えてくれる相手なら誰彼かまわずインタビューを試みた。ときには、他の報道関係者、それもとくに二週間前から滞在していたレポーターのローリー・ギャレットにまでインタビューをした。

ギャレットは、「バランスの崩れた世界を襲う新種の病気」という副題をもつ『カミング・プレイグ』という本の著者だった。それは七五〇ページもある黙示録的大作で、ただちに「地球規模で考え」始めないと、世界は遠からず微生物による地獄の業火に焼き尽くされるかのような災厄に見舞われかねないというのが、その結論である。

まさにその警告が、目前で現実のものになろうとしていた！

こうしたメディアの狂乱が、医療関係者を翻弄しないはずがなかった。医師たちは、職務を果たすためにここにやってきていた。病気が広がるのを食い止め、最初の患者を突き止め、ウイルスの保有動物を捜し出すという仕事である。ジャーナリストたちはうるさくてたまらなかった。とくに、たとえば五月一四日に二三人もが大挙して町に流れ込んだときのように、集団で押し寄せるときがたまらない。ウイルス四銃士、ロラン、カラン、カーン、ル・グエノが到着して二日後のことだった。ジャーナリストの一群はエア・カサイのDC3型機で到着し、空港に待たせてあったバンに乗り込み、病院、診療所、墓地に立ち寄ってから、また大急ぎで戻っていった。

それはお定まりのパターンとなり、続く何日間かにわたって何度も繰り返された。しまいにはかなりすごいものとなり、報道関係者自身のなかにも文句を言う者が出たほどである。ただしキクウィトを出て、帰国した後でのことだが。

「ジャーナリストは世界中から飛んできたわ」と、自分自身もキクウィトを後にしてからローリー・ギャレットも語っている。「あれだけの略奪団が登場すると、ちょっと怖いくらい！　二〇人、三〇人、四〇人ものジャーナリストがいちどに町に押し寄せてきてわめきたてて、四時間で手当たり次第にすべての映像をカメラに収めてやろうというのよ。墓地、死にかけている患者、病院、不安そうな医師たち、不安そうな調査チームなんかをね。そして大急ぎでキクウィト空港に戻ってキンシャサに飛んで、それぞれの通信社に衛星回線で原稿を送ろうっていうんだから」

彼女は、「あれは非常時ジャーナリストね」とも付け加えた。「あの人たちは衛星回線用のアンテナとチーム全員を連れて現場に飛んでいって、とにかく映像がほしいのよ。それもすぐに。感染症を抑えようとしているところに来られてじゃまされたら、そりゃあたまらないわ」

ベルナール・ル・グエノがとくに軽蔑したのは、マスクとゴーグルを付けて、毒ガスの中を行軍する第一次大戦の兵士のような格好で病院の中庭に陣取り、獲物が死ぬのを待ち受けるハゲワシのようにこそこそ動き回っていたカメラマンの群れである。

「二人のカメラマン、一人はCNN、もう一人はフランス人がいて、その二人は炎天下で三時間も待ってたよ。それがね、エボラ病棟になっていた第三病棟の外に空っぽの棺桶が置いてあったからなんだ。遺体を待っていたのさ。ザイール人の看護師さんが夜のあいだに一人亡くなったもんだからね、その遺体が運び出されるのを待っていたというわけさ。その写真を撮るだけのために、炎天下に三時間だぜ！」

カメラマンたちは、礼儀にも自分自身の健康にもおかまいなしに、安全地帯の境界線を平気で越えた。集団埋葬の取材をしていたあるイタリア人カメラマンなどは、埋葬場所の周囲に張られた通行禁止のテープをくぐり抜け、あと一五センチで墓穴の中に転げ落ちかねない場所にまで接近した。そのカメラマンは鼻と口をマスクで覆っただけで、それ以外にはいっさい防御手段を講じていなかった。医療関係者は、それを傍若無人な振る舞いと見ていた。だが彼は、すごい写真を何枚かものにした。

医療関係者から見て最悪のカメラマンは、第三病棟にやってきて、まるでそこが自分のものであるかのように振る舞った連中である。彼らは感染予防具も身に付けず、ロランとカランが衛生状態のよさを復活させた隔離病棟の清潔さを維持することに特別な配慮をしようともしなかった。ずかずかと踏み込んできて撮りまくり始めたのだ。

それは、二三人が大挙して押し寄せた初回のときに始まった。その中の一人、コートジボアールのアビジャンから侵攻してきたロイター通信の女性ビデオカメラマンは、その女性とは二日前にキンシャサのンドロ空港で会っていたフィリップ・カランが、「頼むからやめてください」と言ったにもかかわらず、病棟内部の撮影をした。なおも撮影を続けたため、ふだんは寡黙で修道士のようなカランが、突然、ビデオカメラをカメラマンの顔から押し退けた。カランが気にかけていたのは、患者の安全と保護だけだった。外から持ち込まれるほこりで、患者の生命がいっそう危険にさらされたくはなかったし、患者の病気をサーカスの見せ物のように扱われたくはなかったのだ。

「この病気は、プライバシーと秘密という基本的な倫理への配慮を外部の人間に忘れさせてしまうのでしょうか」という疑問を、カランはずっと後になって口にした。「ここアトランタのいちばん厳重に管理された病院で何か特殊な事態が発生して、二三人かそれ以上のアフリカ人ジャーナリストが押しかけてきて、許可もとらず、自己紹介もしないまま病室のドアを開けて、裸で血と糞尿にまみれて横たわっている患者を見て、写真を撮って出ていったとしたらどうします。あのジャーナリストたちは『自分たちがすべき仕事をした』だけだなんて言う人がいますか。誰もそんなことは言いませんよ。そんなことをしたら告訴されるでしょ」

その女性カメラマンとのことがあってから一週間ほど後に、カランとその女性は病院の庭でばったり再会した。

「私は公式の許可をとっていたわ」と、彼女は後に語った。「それに、第三病棟のそばにはいなかったし」

それでも彼女は、またしてもフィリップ・カランとばったりと出会った。しかもそのとき彼は、その直前にビデオカメラを手にした攻撃的なジャーナリストたちと一戦交えていた。カランが両手をかざして彼女に迫ったとき、彼女は「やだ、殺される」と思ったという。カランはカメラをもぎ取って地面に放り投げ、それを踏んづけようとした。彼女は身を投げ出してカメラを守り、その際に肘をすりむいてしまった。

「頭にきてたんだ」と、カランは後に語っている。「後悔してます」

WHOから派遣されていたデイヴィッド・ハイマンがその一部始終を見ていて、女性カメラマンの傷を消毒して包帯を巻いた。傷はたいしたことなかったが、重大な事態だった。エボラに汚染されている地域のまっただ中であり、どんな傷にしろ決して負ってはいけない場所だった。結局、その女性はその傷からいかなる病気にも発展しなかった。

これは別のときのことだが、ロランとカランは、犠牲者の埋葬を秘密裏に行ないたいと熱望し、自分たちの手で墓を掘ることにした。埋葬しようとしていたのは患者の世話をしていたイタリア人看護師の遺体で、死亡したのは五月のある日曜日の夕方のことだった。日没直前に二人は遺体を棺に収め、墓地に向かって出発した。

墓地は病院から通りを下ったところで、ナイトクラブの近くだった。棺といっしょに墓地に着くと、ナイトクラブで音楽に合わせて踊って談笑する人々の声が聞こえた。頭上に雷雲がたちこめてきた。ピエール・ロランは、普段着のままで、ガウンもマスクも手袋も持っていなかったが、とにかく墓穴を掘り始めた。

雨が降りだしたときは、まだそれほど掘れていなかった。激しい雨のせいで、あたりの地面は泥だらけになっていた。しかたがないので棺を修道院に持ち帰り、翌日、赤十字の職員が内輪で埋葬した。

その後、今度はピエール・ロランが報道陣、それもとくにローリー・ギャレットと衝突した。ロランは、別個にエボラ患者が収容されていたモサンゴの病院に行こうとしていたところだった。車の後部座席に乗ろうとすると、そこにはギャレットが先に乗って待っていた。

「これはぼくの車で、モサンゴに行くところなんだけど」と彼は言った。

「あら、私もよ」とギャレット。「ムイェンベ先生が許可してくれたの」

彼女はロランの許可はとっていなかったのだが、まあ乗せて行くことにした。後に『ヴァニティフェア』誌に載せた記事で、ローリー・ギャレットは、キクウィトでの自分とピエール・ロランとの一件に触れている。

「リポーターは大嫌いだ！　もう絶対にインタビューなんか受けない。あんたらの職業は最低最悪だよ」とフランスのパストゥール研究所からCDCに出向中のドクター・ピエール・ロランは私に毒づいた。報道関係者が押し寄せた数日後のことだ。ただし、私個人は、彼に対して非礼を演じてはいなかった。私の存在、私が手にしていたノートと旧式のキヤノンが、このフランス人ウイルス学者を苛立たせたのだ。

ギャレットが自分を見張っていたせいで、モサンゴで計画していた聞き取り調査はできなかった。やり残した仕事を片づけるために、後日、再びモサンゴに出かけなければならなくなった。これが、一方の当事者であるフランス人ウイルス学者自身が後に語った言い分である。

「『リポーターは大嫌いだ』なんて、ぼくは一言も言ってないよ。『あんたみたいなことをするリポーターは嫌だ』って言っただけさ」

そして、「ジャーナリストたちは血、死体、絶叫する人たちに飢えている」とも付け加えた。

エボラ・フィーバーはなにもジャーナリストに限ったことではなかった。疫学者たち自身も並大抵でないほどその熱に浮かされ、ＣＤＣの疫病ハンターたちもその例外ではなかった。彼らは、大当たりを狙う海外駐在員の貪欲さを露にして、先を争うようにキクウィト入りを目指した。ザイール入りの先陣を争う疫病情報部（ＥＩＳ）職員の交通渋滞が起こったほどである。当然のことである。すべてのＥＩＳ職員は、研修の一環として、エピエイド（疫病援助特別任務）に参加しなければならず、しかも出動先が遠隔の異国であるほど格上とされていたからだ。

ＥＩＳが発行している「ＥＩＳ入所心得」は、自分たちの活動を誇らしげに語っている。

エピエイドを修了するために、ＥＩＳの職員たちは、アラスカでは犬ぞり、バングラデシュでは外輪船、アンデス山脈では荷馬で移動した。インドではゾウやラクダに乗り、セントヘレナ山の火口上空をヘリコプターで越え、国内では、民間ジェット機がすぐに手配できなかったときはジェット戦闘機に乗ってボツリヌス菌の解毒剤を届けたこともある。ＥＩＳの職員が足を踏み入れたことのない大陸は南極だけである。

そんなわけだから、コンゴ盆地でエボラが発生したと聞いて、見過ごすことなどできるはずがない。疫病を追いつめる仕事をする者にとって、これは生涯またとない好機だった。

ウイルス・リケッチア病部局長ブライアン・マーヒーの元には、フランス語堪能と書き込まれた資格証といっしょに派遣要請依頼書が山ほど届いた。ＥＩＳの医師でフランス語ぺらぺらのスコット・ドゥーウェルが名乗りを上げていた。獣医師のドン・ノアもまたしかり。そのほか、ピーター・キルマークス、ロリ・アームストロング、ジョー・ブレシーなども。ＥＩＳ以外のＣＤＣの全部局から名乗りを上げたものがいた。特殊病原体部のエスリーン・ロイド、疫学教育室のロイ・バロン、そしてあのライル・コンラッド（通称「アンクル・ライル」）までが、定年退職寸前でおまけにフランス語はからっきしだというのに、ブライアン・マーヒーに名乗りを上げた。みんな、キクウィトに行きたくてしょうがなかったのである。

本人はとくに行きたいとも思っていなかった者たちでさえ、エボラの発生を他人事とは見ていなかった。ＣＤＣでエボラウイルスを扱わせたらピカ一のアンソニー・サンチェスは、もう新しい発生とめぐりあうことはないんじゃないか、お気に入りの危険な病原体の現地採取標本を調べる機会はもうないんじゃないかと思っていた。

「最後の発生は、一九七九年のスーダン、スーダン・サブタイプでした」とサンチェス。「何人だったか忘れてしまったけど、四〇人か五〇人、とにかく大勢いました。そのとき以来、発生はありませんでした。私は、もう新しいエボラの発生はなしで研究生活を終えるしかないのかなと思っていました。それでは、研究の進展は難しかったですね」

そんなときキクウィトでの発生があった。

「この一九九五年の発生は、大勢の人間を引きずり出したという意味で、とてもプラスでしたね」と彼は説明する。「すごく大勢の人たちが、ほんとに急に関心をもって、エボラのことで何かしたいと思うようになりました。その関心が、研究の方向を拡大させています。エボラウイルスを細胞に付着させるうえで関与していそうな受容体の研究をしている人や、ヒトの抗体生産、抗体の遺伝子工学を研究している人がいます。エボラに感染した患者を助けられるようになるかもしれない」

エボラは最初から科学者たちを夢中にさせたという事実がある。そもそもヤンブクで発生したとき、パストゥール研究所のウイルス学者ピエール・スローは、キンシャサでまくしたてた。「アルボウイルス研究者にとって、これは現代の疫学における一大事だよ。夢中になって研究できる機会を逃す者なんていないさ。個人的に言えば、ぼくはこの場所にいてこういう冒険に参加できることがとてもうれしい」

そういうわけで、CDCだけからではなく世界中からウイルス学者、医師、疫学者がキクウィトに流れ込んできた。最初に到着したのはWHOのデイヴィッド・ハイマンとマーク・シェチェニオフスキで、五月一〇日のことだった。「国境なき医師団」のバーバラ・

キールシュティーエンスとクリストフ・デロードはその一日後、ウイルス四銃士がその翌日に到着した。ヨハネスバーグにある国立ウイルス研究所のボブ・スワンポールとその助手フェリシティ・バートは、五月一四日にキクウィトに乗り込んだ。アントワープにある熱帯医学研究所から派遣されたボブ・コールブンデルスも一四日に、ジュネーヴにあるWHOから派遣されたグエナエル・ロディエルといっしょにやってきた。スウェーデンの厚生庁と救急隊本部から派遣された専門家、ボー・ニクラッソン、アンデルス・テグネル、ホーカン・エリクソンの三人は、一七日に到着した。ピエール・ナベスは、ベルギーに本部を置く「国境なき医師団」の増援要員として一九日にやってきた。こんな調子は、その後三カ月にわたって続いた。

じつのところ、この事態全体の統括者としてデイヴィッド・ハイマンが抱えていた大きな問題は、科学者たちをキクウィトに来させないようにすることだった。

「私にとっては、滞在する人間の数が多くなりすぎることが、主要な関心事の一つでした」と彼は語る。「私はCDCに対してとても厳しい態度をとりました。CDCに敵を作ったほどです。私はこう言ったのです。『だめだ、最初からこんなにたくさんの人間を送り込まないでくれ。フランス語のできない人間はなおさらだ』とね。ほかにも、入国することになっていた国際的な機関もありましたしね。CDCにすべてやらせてしまって、そいう人たちの士気を削ぐわけにはいきません。ここでは、誰もが職務を持たなければなりません。だから、ベルギーの熱帯医学研究所はそこ、『国境なき医師団』はあそこというふうにはっきりさせることで、参加したい人たちが確実に参加できるようにしたかったのです。そこで、最初のうちは、入国する人数を抑えることにしました。そして少しずつ、枠を広げていきました」

科学者たちだってみんな活動の分け前をほしがったのだ。報道関係者が関心を持ったことを、責められるだろうか。

それとは別の問題もあった。それぞれ荷物を抱えて到着したジャーナリスト、科学者、支援部隊などたくさんの人間をどこに寝泊まりさせるかである。キクウィトは、「ホテルの予約」をするような場所ではない。

もっとも、町中にはホテルが何軒かあるにはあった。クウィル・ホテル、ギャレット・ホテル、キクウィト・ホテルなどだ。外観だけなら、クウィル・ホテルはましなほうだ。ドレープ入りのカーテン、ガラスの引き戸、本物のバルコニーのある二階建ての建物である。ホテルの前には、フロリダを思わせるヤシの木も生えている。しかし建物の内側はといえば、正直なところ、管理が行き届いているとはいいがたい。

「信じられないくらい汚いんだ」とは、そこに宿泊したCNNニューステームの責任者グレアム・メシックの証言である。「ベッドの上に寝袋を敷いてから、蚊帳の中に潜り込んで、自分の体がベッドに直接触れていないことを確認したものさ」

並じゃない暑さと湿気の中で眠りに落ちることができるかどうかも問題だ。キクウィトでそれを期待するためには、一泊につき、一五ドルのアメリカドルを余分に払わねばならなかった。一泊の宿泊代二五ドルのほかに、それだけいる。しかもこの宿泊代も、それ以前の一〇ドルという、当時としても高かった料金から改定されたものだった。それだけの額を払うと、ホテルは一時間か二時間だけ、ディーゼル発電器を回しておいてくれて、その間、部屋の扇風機が使える。

食事もこれまた問題だった。レポーターたちは、自分たち用の食べ物を持ち込むケースが多かった。クラッカー、ナッツ、ツナ缶、オイルサーディン等々。もっとも、クウィル・ホテルにはレストランがあるにはあったし、科学者とジャーナリストが入り交じり、本日の特別料理にしようかどうか迷っている風景がときおり見られた。特別料理の中身はといえば、たいていはスパゲッティであることが判明したものである。

「俺はほとんどスパゲッティばかり食ってたな。だって、それしかないんだから」と、NPRのレポーター、マイケル・スコラーは言う。「連中は、それがヨーロピアンテイストのつもりだったんだ」

よそ者たちは、キクウィトでは三種類の飲み物しか飲まなかった。瓶詰めの水かコークか生温かいビールのどれかである。ビールは、キンシャサ製のその名も高いプリマスビールだった（「まっ、バドワイザーよりはましってとこかな」と、CDCチームの一人は証言している）。じつは、歯を磨くときでさえ、三種類のどれかだった。水道水は、クウィル川の無調整の水だからである。

これだけの用心と警告がなされたにもかかわらず、よそ者たちのあいだでは下痢が蔓延した（そうじゃない者は、アリ・カーンも含めて、何日間も便秘になった）。ふつうなら、下痢止め剤としてはロモチルを服用する。しかし、キクウィトでは勧められない。ロモチルは、ほとんど誰もが服用しているマラリア予防薬メフロクイーンと交差反応を起こすからだ。この二種類の薬を同時に服用すると、鬱症状を引き起こすおそれがあるとされていた。だから、ロモチルの服用は止められた。

CDCの科学者チームの基本食糧の大半と宿泊所は、到着前にきちんと手配済みだった。その手配をしたのは、キクウィトの「司令官」たるイグネイス・マヴィタ市長のオフィスだった。

マヴィタ市長は、当然ながら、俗に市役所と呼ばれるキクウィトで最高の場所で執務していた。それはそれはすばらしいポーチの付いた化粧漆喰造りの建物で、後方には半円形の未舗装の私道のある、それだけで独立したすごい場所に建っていた。市長自身の家も、キクウィトでは御殿と呼べる代物で、居間は革製の家具、敷物、「エボラ人形」でいっぱいの飾り棚などであふれていた。この事件以来、市民たちは伝統的な藁製の操り人形をエボラ人形と呼ぶようになったのである。かつては儀式に使われていたのだが、いまではエボラ人形として売られている。

マヴィタ市長がCDCチームのために見つけた宿泊所は、ジョルジュ・クウィンタイスという名のポルトガル人水産業者が所有する「ジョージ邸」だった。コンクリートとシンダーブロック造りのまあまあ清潔な家で、外から見えないようになっている専用ポーチと三つの寝室、黒いビニール家具、木製のテーブルと椅子が置かれた居間、居間とは独立した食事室付きだった。全員に行き渡るほどの数のベッドがなかったため、最後、CDCの何人かは、現地の人たちと同じ方式で二段ベッドを共有した。ジョージ邸には、機能するシャワーと水洗トイレ付きのまごうかたなきバスルームもあった。その天井にはばかでかいクモが網を張っていたため、バスルームを長々と占領する人間は誰もいなかった。その場所に欠けていたのは、一日中使える水道だった。水道が使えるのは、朝の一時間かそこらと、夜の数分間だけで、住人は水道が出るあいだに鍋や瓶に水をためていた。この水道システムは、目覚まし時計代わりにもなっていた。

「水道の蛇口は全部開けていたから、誰も目覚まし時計なんかかけていなかったね」と、CDCの獣医師ドン・ノアは思い出話を語ってくれた。「朝の六時か六時一五分になると、蛇口から水が出始めて、ジャージャーと大きな音をたてたものさ。その音がするとぼくらはみんなシャワーを浴びるためにベッドから跳び起きるように、行動がプログラムされてたんだ。その家には全部で八人いて、バスルームはこの部屋よりももっとずっと小さいんだ」と、彼はCDCの小さな自室を引き合いに出して話してくれた。「そこに洗面台と腰掛け便器とシャワーがあるんだ。シャワーといっても、天井からノズルが出ているだけでね、カーテンも何もなし。だから、一人が歯を磨き、一人は便器に座り、一人は素っ裸でシャワーを浴びて、五人がシャワーの順番待ちで並んでいるというのが典型的な朝だったなあ。そういうわけで、お互いに隠し事なしだった」

ジョージ邸は、家政婦とコックのティモシーが来てすべてがそろった。ティモシーが毎日、朝食と夕食を作っていた。

「ずいぶん食ったよ」とドン・ノア。「驚くくらいね。典型的なアメリカの食事ではなかったけど、食うことは食った。大量のパンを食べた。スープは毎日、それも中身たっぷりのを。ピーナツにバナナ。肉も食べた。謎の肉をね。あるときは明らかに牛肉なんだけど、あるときは明らかにそれ以外の肉だった。

ほとんどすべての料理に石が入ってた」と、彼の証言は続く。「三人の歯が欠けたよ。ぼくはたったいま歯医者から戻ったところで、歯の壁を直してもらってたんだ」

CDCに送られた標本は、それがキクウィトからのものだろうとココモからのものだろうと関係なく、例外なく冷凍庫に直行する。

CDCは冷凍庫だらけである。建物内のすべての隅、すべての通路など、まさにあらゆる場所にある。いったん入り口をくぐったなら、くぐもった音を立てながらも動かずに鎮座している白い箱が否応なく目に、あるいは耳につく。管理棟の下の階、行政官たちが新しい部局名の変更やおそろしく重複的な「再編成」の見取り図を思案している区域のはるか下にまで、冷凍庫が置かれている。その種類も際限がない。三〇年前のツードア式のケルヴィネイター社製冷凍冷蔵庫から背が高くて灰色のフォーマサイエンティフィック社製の零下四〇度まで冷やせる直立型、ポリオウイルスを零下七〇度で保存している長さ二メートル四〇のハリス社製冷凍庫、液体窒素と結核菌が詰まったクリオメッド社製の円筒型超低温冷凍庫までさまざまである。CDCは、いたるところに置かれた冷凍庫なしでは機能しないのだ。

ちょっとやばい種類の冷凍標本は、ほかのものとは別に保管されている。たいていは、バイオハザードの赤いステッカーが貼ってあるのが目印である。それと、一部の冷凍庫のドアには鍵がついていることでもそれとわかる。しかし、そうした鍵の大半は、実際にはかけられていない。たとえかけられている場合でも、紐に付けられた鍵がぶら下がっているので、開けたければ誰でもドアを開けられる。とは言ってもまあ、誰も開けたいとは思わないだろう。なにしろ、標本瓶に貼られているラベルは、おおよそ「ハワイ老人ホーム、糞便15検体、95／9」といった類のものばかりなのだ。CDCにも鎖と鍵をかけた南京錠は存在する。しかしそれは、天然痘ウイルスをいまでも保管している二台の特殊な液体窒素用冷凍庫のまわりに取り付けられているものだ。もっとふつうの冷凍庫には、じつにさまざまな種類の診断用化学試薬や生物試薬、抗体、回復期患者の血清、ヒトや動物の組織標本、あらゆる種類の排泄物や滲出液、丸ごと凍らせた昆虫、サルの脳、アザラシの腎臓、壊死した肝臓、キノコ、魚、それに世界中のウイルスのほとんど、細菌、菌、リケッチアなどが収められている。

それと、正体未確認の標本も保管されている。

自分たちが冷凍保存しているものが何なのか、CDCの科学者たちも知らない場合がある。これにはちょっと驚かされる。彼らが知っているのは、その標本がどこから来たかということと、そいつのせいで病気になったり亡くなったりした患者の数だけであり、その正体については知らなかったりするのだ。あらゆる検査、顕微鏡その他、あらゆる種類の分析装置にかけたにもかかわらず、正体不明のままずっと名前も付けられない危険な病原体もあるのだ。

たとえばセントエリザベスの謎の病原体の場合がそうだった。一九六五年七月、精神医学の医療施設として定評のある、首都ワシントンのセントエリザベス病院で、八一人の精神病患者が肺炎に罹った。総勢およそ六〇〇〇人を擁していたこの病院は、有名無名の患者を民主的に収容し、一九四五年から一九五八年の一三年間、詩人のエズラ・パウンドを幽閉していた。その間、エズラ・パウンドは『ピサ詩篇』を書き進め、詩人に送られるボーリンゲン賞を受賞したという事実はあまりにも有名である。セントエリザベス病院は、謎の病気が発生する直前まで、構内に養豚場があった点でも異例だった。首都ワシントンのど真ん中で、可愛らしいブタの家族が囲いの中でブーブーギャーギャーやっていたのだ。

病気が発生したのは七月の終わりのことだった。しかし病院の医師たちは病気を抑えることができなかったため、一九六五年八月六日に病院の管理者は、病原体の特定を正式にCDCに依頼した。一カ月後に感染症が終結するまでに、一四人の患者がその病気に感染して死亡した。CDCはEIS職員の一団をセントエリザベス病院に送り込み、標準的なやり方に則り、患者から血液と組織の標本を大量に採取し、アトランタに送った。そしてこれも標準的なやり方で、検査室の職員は標本を通常の検査にかけ、病原体の正体を同定するために、一連の抗原や試薬に対する反応を調べた。

しかし、検査した標本は応えてはくれなかった。既知の疾病、ウイルス、リケッチア、細菌用の診断薬にはいっさい反応しなかったのだ。

病院構内での調査では、やはり謎めいた事実がいくつか判明した。とくに、疫病発生数をグラフにした感染曲線に照らして考察すると奇妙なことが多かった。曲線には二つの山があった。ということは、病気を引き起こした出来事が二つあったことになる。曲線の山は、病院構内が散水用スプリンクラー設置のために掘り起こされた日付と一致していた。つまり、土を掘り返す作業と病気の発生とのあいだに時間的相関が見られたのだ。

これは大きな手がかりとも思えるが、どういう意味があるのだろう。土壌中に隠れていた謎の微生物が、突如、風に乗って空中を漂い始め、最終的に一四人の命を奪ったというのだろうか。

ちょっとありそうにないことだ。それでもＥＩＳの調査員たちは、犯罪を暴くような辛抱強さを発揮し、その地域で降水があった日付、主な風向きと風速、患者と開け放された窓との近さなどを割り出し、その種の微生物を原因から除外することはできないという結論を、公式報告書に記載した。

「病因となった病原体は土壌中に存在していたか、掘り返された場所に、齧歯類か鳥、あるいはそういう場所にひかれてやってきたそれ以外の動物によって散布されたか、それ以外の説明のつかないやり方で伝播された可能性がある。激しい雨が降った後に暑い天候が続いたことが、この疾病の拡大においては決定的な役割を演じた可能性がある」

掘り返し、雨、暑さ、この三つの要因が何らかのかたちで絡み合って、この病気が伝播される下地を形成したのだ。しかしその「病因となった病原体」の正体は、いかなる検査もがんとして受け付けないままであり、その病原体を宿した血液と組織の標本は、CDCの冷凍庫の奥に保管されている。

それらはそのまま、その後一一年間にわたって、動かされることはおろか触れられもしなかった。

セントエリザベス病院でのことがあった三年後の一九六八年、それと同じ微生物が再び頭をもたげた。今回の舞台はミシガン州ポンティアック。今回の状況も、最初に発生したときを彷彿とさせた。ただし今回は死者はゼロで、発生箇所は病院ではなく、こともあろうに郡の保健所の建物だった。正確にいうと、保健所の一〇〇人の職員のうちの九五人がその病気に罹ったのだ。

発生時期はまたもや七月で、事実上ほとんど全員の職員が病欠の連絡をした日は燃えるように暑い日だった。症状は、頭痛と発熱から、悪寒と空咳と胸の痛みまでさまざまだった。「それに空気飢餓状態もね」と、その病気に罹った一人は教えてくれた。「肺に空気を送り込もうとして、深い息をするようになるんだ」

発生から一週間後にCDCが呼ばれ、金曜日の午後に四人の若いEIS職員がポンティアックに勇躍乗り込み、店を広げ、建物の検査をした。それは、モダンな平屋の建物で、事務室、講堂、図書室、診察室と歯科治療室、それに実験室と物置、小さなX線撮影室を備えており、築一〇年弱といったところだった。

月曜の午前中までには、派遣されたEISの職員全員が同じ病気に感染していた。「保健所の建物内にいるだけで、病原体にさらされたみたいだった」と、派遣チームの一人は語っている。

血液標本が採取されてアトランタに送られたのだが、前回と同じように、病原体は正体を明かすことを拒んだ。そして今回もまた、建物そばの地面が掘り返され、その後で激しい雨が降って暑い日が続いたことを、EISのチームは突き止めた。

公式報告書には次のように書かれている。「六月の最初の三週間をかけて、建物に隣接する地面に勾配がつけられたうえで舗装された。そのせいで土埃が舞い上がり、ときには建物全体を覆った。六月最後の週に豪雨があり、それに引き続いて気温が急上昇した」

掘り返しに雨に暑さ。別の言い方をするなら、手がかりは何もなかった。派遣チームは現場を後にし、健康も回復し、報告書を書き、謎めいた自然の所作に頭を悩ませた。その間に標本は冷凍され、九年間の眠りに就くことになった。九年後、それらは目覚めさせられ、ついに正体が突き止められた。

CDCの実験室で命に関わる事故が起きたことがあるが、それは不可解で未知の謎めいた病原体の仕業ではなかった。あやまって注射針を手に刺したわけでも、危険な病原体を扱っていたせいで緊張のあまり手がすくんでしまったせいでもなかった。一人の清掃係が、ガラス器具にホースで水をかけたせいだった。勢いよく吹き出す水がガラス器具の壁面に付着していた微生物を巻き上げ、瓶やフラスコから吹き出させて水の微粒子を作りだし、微生物を含んだ霧を立ち昇らせた。そのそばに立っていたとしたら、その霧を吸い込むのを避けることはできなかったはずである。そのことがあってから一週間しないうちに、CDCの二人の清掃係がロッキー山紅斑熱で死亡した。

ただしそのことがあった一九七七年冬の時点では、はっきりしたことは何もわかっていなかった。それどころか、死因が判明したのは死後一週間以上たってからのことだった。ロッキー山紅斑熱は発見が難しく、発症初期の段階でこの病気だけを見分けるための診断検査は存在しないのだ。そういうわけで、真実、というか知りうることすべてが判明するまでに、ＣＤＣの調査手段のすべてが動員された。ＣＤＣ自身が自分たちに対して疫学エイドを実行したわけである。

二人の清掃係ロバート・ダビントンとジョージ・フラワーズは、数日の間隔を置かずに相次いで病に倒れた。最初の患者は四九歳のアフリカ系アメリカ人で、一九七七年二月二四日木曜日にジョージアバプティスト病院に、高熱と動悸を訴えて入院した。彼には二種類の抗生物質アンピリシンとペニシリンが投与された。三日後の二月二七日日曜日に彼の心臓は停止したが、医師の手によって蘇生された。しかし吐血したため手術室に運び込まれ、手術台の上で亡くなった。

もう一人のやはり黒人の患者は四三歳の男性で、二月二四日木曜日に発熱し、ＣＤＣの診療室を訪れた。そこで彼は、ある種のウイルスに感染したと告げられ、病気休暇をとったほうがいいと忠告された。

彼は休まなかった。しかし二月二七日日曜日、高熱と大量の発汗を訴えてマクファーソン基地陸軍病院に出頭した。その場で入院したが、入院二日目に発作を起こし、意識不明になって亡くなった。

どちらの患者についても、病気のそもそもの始まりはすぐにはわからなかった。しかし第二の患者は、マクファーソン基地病院に入院しているあいだの返答では、CDCで何らかの微生物にさらされた覚えはないとのことだった。この事件を調査したCDCの医師リチャード・E・ディクソンも、少なくとも当初は、二人の死がCDCの実験施設と何らかの関係があるとは考えなかった。「私が最初に思ったのは、彼ら二人が何らかの病原体にさらされたはずはないということでした」と、彼は当時を振り返る。

しかし、ディクソンが調査を開始した時点では、最初の患者はすでに死亡し、もう一人も意識不明に陥っており、結局そのまま回復しなかった。つまり、ディクソンはどちらの患者からも話を聞けなかったのだ。したがって事態の進展については、犯罪を再現するような調子で、状況証拠と目撃証言に基づいて断片を継ぎ合わせるしかなかった。

三月九日に戻ってきた検査結果は、患者は二人ともロッキー山紅斑熱で死亡したというものだった。この病気の原因となるのは、ウイルスでも細菌でもない、リケッチアというまったくタイプの異なる微生物である。リケッチアという名前は、今世紀はじめにこの微生物を発見したハワード・T・リケッツにちなんでいる。リケッチアの大きさはウイルスと細菌の中間で、ノミやダニといった虫の腸の中に寄生している。発疹チフス、塹壕熱、Q熱などの病原体もリケッチアである。

CDCは、もちろんリケッチアの標本をたくさん保管しており、そのなかにはロッキー山紅斑熱を引き起こす特殊なタイプの株であるリケッチア・リケッチアも含まれていた。ロッキー山紅斑熱は急性の熱病であり、死亡率はマールブルグ病とほぼ同じで、およそ二〇パーセントだった。二人が感染したのとちょうど同じ頃、CDCの実験室の一つでは、ある技官がロッキー山紅斑熱の病原体を扱っていた。

この感染事件を調査したディクソンは、その実験助手の実験室から出る汚染されたガラス器具は、通例としていったん一カ所に集められたうえで高圧滅菌器《オートクレーヴ》にかけられて不活化されていることを発見した。ところがその場所には、水圧調整用のノズルが装着されたビニールホースもあった。最初の患者は、使用済みガラス器具が入ったコンテナの蓋を開け、ガラス器具にホースで水をかけてからオートクレーヴに入れているのを目撃されていた。そのようなやり方は普通ではないし、実験室安全指針でも推奨されてはいない。そんなことをすれば、大量のリケッチア・リケッチアを空気中にまき散らすことになる。

第二の患者は、最初の患者としょっちゅうつるんで行動し、二人いっしょにオートクレーヴ室にいるところを何度も目撃されていた。第二の患者は、ガラス器具からアルミホイルの蓋を集めるのが習慣になっており、それを自分のロッカーに保管していた。これも誉められた行為ではない。CDCの調査官たちは、アルミの蓋がいっぱい詰まった箱を押収していたのだが、病原体の有無を検査する前に、うかつにもその大半を処分してしまった。

それでも、状況証拠から見て、二人の男性はリケッチア・リケッチアを吸い込んでしまったものと推定された。おそらく、汚染したガラス器具に散水したことによって舞い上がった霧を吸い込んだのだろう。

「それ以外の方法で、彼らが問題の微生物を体内に入れたとは思えない」と、ディクソンは考えた。「注射はしていない。食べていないことも確か。吸い込んだにちがいないんだ」

吸い込んだとすると、彼らが急死した理由も説明できる。「それだと、じつに大量の微生物を吸引することになります」とディクソンは言う。「大量に吸引すれば、急速に死に至るでしょう」

残る謎は、治療が間に合ううちに病名が判明しなかったのはなぜかである。しかしこれもうまく説明がつく。理由の一つは、二人とも肌の色が黒かったため、この病気特有の紅斑が目立たなかったことだ。もう一つの理由は、ロッキー山紅斑熱が発生するような季節ではなかったことだ。これは夏の病気なのである。アトランタの住民が二月にダニに咬まれることなどない。そして第三の理由は、二人ともあまりにも急な死だったため、病名を突き止める暇がなかったことだ。

この出来事は、CDCの歴史に汚点を残した。CDCで働く人々は、危険な病原体の濃縮液に囲まれている割には、それまでずっと比較的安全だった。しかも、それ以外にCDCの歴史において業務遂行中に死亡したのは一例のみで、それもアトランタではなくナイジェリアにおいてだった。一九六九年に、EISの職員ポール・シュニトカーが乗った飛行機がラゴス空港への着陸に失敗し、シュニトカーは死亡したのである。

ロッキー山紅斑熱による死亡は、実験室の安全心得の基本的真理を裏書きすることになった。実験施設をいかに安全に整備しようとも、安全を維持できるかどうかは、結局のところそこで働く人間の心がけしだいなのだ。そこでCDCは各種実験室内外の安全基準の見直しを行ない、いくつか必要な変更を実施した。もう一つの余波は、CDCの官僚たちが、レベル4の生物的封じ込め施設に重大な関心を抱くようになったことだった。このことが起こるまでは、よそで用済みになった移動可能な箱をそれ用に使っていた。

ロッキー山紅斑熱の事件が起こったときには、かの家畜用トレーラーはすでになくなっていた。それがCDCにとまっていたのは一九六七年の数カ月間だけ、マールブルグ病の仕事が片づき、再び牽引されてCDC駐車場を出て本来の所属場所であるベセスダの国立衛生研究所（NIH）に向かうまでのことだった。そのせいでCDCは、自前の独立したレベル4実験棟もたずにきた。それでもレベル4の仕事は続けられていた。ほかの実験室内に設置された間に合わせの場所で。それが一九七六年に思いもよらなかったことが起きて、CDCはNIHから間に合わせの移動実験室のお古をもらい受けることになった。とてもありそうにないことだったが、NIHは別の移動式実験室を所有したのだ。「組立式ウイルス集中実験室」と呼ばれる代物で、いまはもう使われていない。その前任が移動式トレーラーだったように、こちらも移動可能な実験施設で、工場ですばやく組み立ててからいったん解体し、緊急事態が勃発した場所に運んで再び組み立てることができた。

一九七〇年代のこと、国立癌研究所（NCI）は、メリーランド州にあるNIH構内の41号館の裏の空き地に、そのような移動実験室の原型にあたるものを組み立てた。この新式の移動実験室は、以前のトラック牽引式トレーラーと比べると、より洗練されている一方で移動能力の点では劣っていた。しかしそれ以外の点では、目論見においても目的においても本質的に同じ代物だった。NCIは、ベセスダにそれを設置して試験使用を行ない、設計方針の一般的妥当性を証明した後は、この実験室とは手を切ることにした。そして、いったん分解したうえでアトランタのCDCに送り、CDCの駐車場のコンクリートの基礎の上に据えつけられた。

廃棄されたこの実験施設が移動した方向は、NIHとCDCの力関係を物語っている。起源は一八〇〇年代後半まで遡り、国立衛生研究所という名称で一九三〇年に正式に設立されたNIHは、合衆国において公衆衛生研究機関の筆頭に位置する存在とされていた。

ＣＤＣの設立構想が立てられる前から、ＮＩＨはすでに、癌の原因究明などの基礎医学の研究を遂行していた。ＮＩＨは危機的事態を阻止するための機関ではなかったが、必要とあらば、感染症調査の分野に人を派遣する職務を果たしていた。

一方のＣＤＣは、設立当初から、この分野に参入していた。そもそもの任務はマラリアの根絶であり、この職務がＣＤＣの設立主旨と基本目的を能弁に語っていた。第一の使命は基礎研究ではなく、いついかなる場所で発生するか知れない疾病に対して対策を打つことだったのだ。基礎研究と疾病対策はもちろん切っても切れない関係にあるわけだが、それでも両者のあいだには重要な相違があった。ＮＩＨとＣＤＣとの違いは、科学の理論的研究と応用的研究の違い、抽象的で「手を汚さない」研究と実際的で現場に即した「手を汚す」疾病対策との違いだった。

このような本質的なところでの分業体制は、両研究機関のあいだでの重大な縄張り争いをうまいぐあいにかろうじて食い止めてきた。またこういうことがあるから、ＮＩＨとその傘下の組織のお古や不要な設備を、南部のちょっとうすのろの妹分に払い下げるなどということも可能だった。あるいは、嫌な思いをさせられているＣＤＣ職員の一部にはそう思えた。

とにかくも、ＮＣＩの「組立式ウイルス集中実験室」は、ＣＤＣの特殊病原体部の主任でレベル4最高封じ込め実験室の長でもあるカール・ジョンソンの管理下に置かれた。ジョンソンは、その組立式実験室を「あれ」と呼ぶ。

「あれがアトランタに到着したのは七六年の夏だった」と、彼は回顧する。「全部据え付けて使えるようにするまで二年近くかかったよ」

　ジョンソンは、いかなる研究室にしても、そこで働く人間の安全意識以上に安全にはならない、研究者側の正しいテクニックと安全意識に勝る安全対策はないという一般原則を十全に心得ていた。そのため、少人数からなる彼自身のスタッフは、研究室の清掃はすべて自分たちで行ない、実験操作への部外者の介入はいっさい許していなかった。

「CDCに在籍していた六年のあいだ」と、彼は話を続けた。「われわれは、注射事故も、動物による咬傷事故も、病原体の潜伏期間が続くあいだ全員を神経質にさせる重大な流出事故も起こさなかった。少なくとも四年制大学の学位を持っているスタッフばかりで、清掃係や動物世話係は使わなかった。個々の人間にサイズを合わせた手袋付きの加圧服を採用したほうが、ごわごわしていて誰にも合わないワンサイズの手袋付き実験キャビネットよりも、針で手を刺すなどの事故を起こす危険は減る。飛沫《エアゾール》対策は元を断つことにした。感染した動物は、生物的に安全性の高いキャビネットとHEPAフィルターを装着した大型クリーンベンチに入れるようにしたんだ。超遠心器は、回転器が爆発して病原体を濃縮した液が霧になって飛び散る事故を防止するために、シールをして陰圧したフィルター付きキャビネットに入れておくことにした。

肝心なのは、こういうことに気を配れば、レベル4でもまったく安全に維持できるっていうことなんだ」とも、彼は付け加えた。「印刷されている安全指針に単純に従うだけじゃだめなんだ」

CDCが所有したお下がりのレベル4実験室二つのどちらでも、実験と関連した感染事故は起こらなかった。それにしても、CDCの主たる任務と存在理由は疾病対策だというのに、新しい講堂の建設には一二〇〇万ドルも支出する一方で、細心の注意を要するきわめて危険な実験操作を改造トレーラーや駐車場に設置した組立式施設の中で実施させているというのは、ちょっとおかしな話だった。

CDCも、予算の支出を嫌がっていたわけではないようだ。単に、実験室に多額の予算を割きたくなかっただけなのだろう。しかし、一九七七年にロッキー山紅斑熱の事故が起きたことで、CDC内の態度は一変することになる。

8　患者ゼロ号

一九九五年五月に外部に届いた最初の報告によれば、キクウィトにおけるエボラ出血熱発生での犠牲者一号すなわち指針症例は、キムフムという名前の男性だった。

キムフムは検査室の三六歳の技官《テクニシャン》で、住まいは市内ンジンダ地区カムッハ一三番地の草葺きの家だった。彼はそこで、アビミアという名の妹といっしょに暮らしていた。彼の職場はキクウィトにあるもう一つの病院であるキクウィト第二病院、またの名をモブッ夫人産科病院だった。トタン葺きで背の低いその病院は、キクウィト総合病院の西およそ三、四キロメートルのところに建っている。規模は総合病院よりも小さくて、およそ七〇床である。キムフムは、第二病院の建物の隅に設置された検査室で働いていた。検査室といっても、白い壁とコンクリートの床、窓にかけられた白い紗のカーテンに囲まれた小部屋である。

検査室の設備は貧弱で、実験器具を炎で殺菌したり試薬を試験管に入れて温めるためのアルコールランプがほとんど唯一の設備といえば設備だった。壁際には各種の試薬瓶の並ぶ棚があり、その隣には蛇口が一つだけの白い磁器製流しが据え付けてある。もっとも、蛇口から水がでることはめったになかった。そういうわけなので病院の職員たちは雨水を貯水槽に溜め、検査室にはプラスチックのバケツに入れて運び込んでいた。

検査室には、キムフムのほかにもう一人、ビアンジュという名の技官がいた。白くて長い実験台が壁に向かって一つ据え付けられており、キムフムとビアンジュは、それぞれ木製の丸椅子に腰掛け、病院の患者から採取された血液標本の検査を行なっていた。二人とも、検査中に手袋をしないことが多かった。血液標本の多くは、赤痢と思われる患者のものだった。キムフムが出血熱で倒れたのは四月六日。その二日後に、キムフムは、自分が働いている病院に入院した。当初、診察した医師たちは腸チフスだろうと考えた。しかし症状は急速に悪化し、腹部の膨張も認められた。腸穿孔かもしれない。そうだとしたらただちに手術の必要があった。この時点でキムフムは総合病院に移された。そこには手術室があって、外科医もそろっていたからだ。

キクウィト総合病院の手術室は、第七病棟にある。緊急処置室のすぐ後ろで、芝生の生えた中庭をはさんで第三病棟のはす向かいである。第七病棟はふだんは部外者立入禁止で、入り口の赤い金属製の門には鍵がかけてある。キムフムの手術は、壁は青く、床には灰色のタイルが張られた四角い小さなB室で行なわれるはずだった。部屋のほぼ中央、ガラスがはまった二つの窓の前には、床屋の椅子のように足下のペダルで高さが調節できる油圧式の金属製手術台がある。手術台の高さは、膝の高さのところにあるハンドルで微調整できるようにもなっている。ところどころ錆が浮いた金属製手術台の上面には、赤いビニールの薄いマットが敷かれ、それよりは若干厚いビニール製枕も用意されている。手術台のまわりには、手術道具、殺菌装置その他の備品を置くための台が配置されている。天井からは、大きな白い照明がつり下げられている。

一九九五年四月一〇日月曜日、キムフムはB手術室に運び込まれ、麻酔医の手で麻酔をかけられ、医師二人、看護師二人のチームによる手術が開始された。医師たちはふつうの開腹法である腹壁切開を行ない、虫垂炎を発見したためそれを切除した。それでいったんは回復したかに見えたのだが、翌日には横隔膜が以前よりもさらに膨張したため、別の外科チームが再び腹壁切開を行なった。すると今回は腹腔に血があふれ、内臓からの出血がいっせいに始まった。キムフムの血液はあたり一面に飛び散り、医師と看護師の手術着まで染めた。患者はショック状態に陥り、四月一四日に亡くなった。

ついで、手術に参加した者たちが次々と発病した。その一人シスター・フローラルバは発熱、頭痛、外部出血という症状を呈し、一三キロほど離れたモサンゴの町にある、キクウィト総合病院よりも大きくて設備の整った病院に移送された。彼女は四月二五日にその病院で亡くなった。手術室担当の看護師ジャン・キンガンシと麻酔医のウィリー・ムビアラもじきに同じ症状を訴えて入院し、二六日にキクウィト総合病院で亡くなった。それらの場所から一本の感染経路に沿って別の患者も発生した。アリ・カーンが「死の連鎖」と呼ぶようになったその経路は、キムフムに発するものだ。キムフムはウイルスの詰まった時限爆弾で、それが爆発して病院中にエボラウイルスをまき散らしたかっこうだった。

この場にかぎれば、死の連鎖を確実に跡づけることができたのだが、キクウィトにおける死の連鎖が開始されたのは、キムフムが感染するよりもずっと前だったはずである。キクウィト第二病院でキムフムといっしょに働いていた三〇歳のビアンジュは、キムフムよりも一日早い四月七日に入院していた。症状は発熱、頭痛、血液混じりの下痢、腹部膨張、無気力、「眼の充血」だった。ビアンジュはキムフムと同じ日、四月一四日に亡くなった。

しかし、じつはそれ以前から患者が出ていたことを、タムフム・ムイェンベはこの感染症調査のためにキクウィトを訪れて知った。彼は三日間にわたって病院の診療記録を調べ、一連の日付をつなぎ合わせたのだ。彼は発見したことを五月四日に手短にまとめてみた。

当該事例では、ビアンジュは、同じKK2の検査助手であるキムフムと同じ感染源から感染した。ビアンジュはＫＫ２で死亡し、キムフムは同日（一九九五年四月一四日）に総合病院で死亡した。この二人の検査室助手は共に、キクウィト第二病院に来診した患者の血液から（採血中か検査室での検査中に）感染した可能性がある。その血液の出所は以下のとおり。

一、ＫＫ２の人事部長で一九九五年四月一二日に死亡したカウェンガ
二、キクウィト総合病院（ＨＧＫ）に移送されて一九九五年三月二七日に死亡したキムバンブ
三、キムバンブの看護係で一九九五年四月四日にＨＧＫで死亡したキフォト

しかし、この人たちにしても氷山の一角にすぎない。ムイェンベがキクウィトに乗り込むだいぶ前から、キクウィト第二病院の診療部長キユング＝カムビディ医師は、病院内での死亡者数の急増に気づいていた。一月の死亡者数はゼロだった。二月は一人、三月は三人、そして四月の三週間だけで六人の患者が死亡していた。キユング＝カムビディ医師もそうした事態の進行に並々ならぬ関心を払い、四月が終わる前に、事態の進展に関するリポート用紙一五枚の報告書をタイプし、死亡患者に投与された薬と施された処置を列挙し、

その経過についても書き留めていた。

そこでキユング＝カムビディ医師が下した総合的な結論は、何らかの感染症が発生しているというものだった。彼の診立てでは、それは「出血性胃腸炎を起こす感染症らしく」、症状は「急速に死に至る」。彼はこの状況に対処するための総合計画を立てた。その一つは市民に危険を知らせ、家庭では衛生管理――飲み食いする前には手を洗う、水は沸騰させてから使うなどなど――を厳格に実行するよう呼びかけ、病気に罹ったかもしれないと思える患者は一人残らず病院に連れてくるよう勧めるというものだった。この計画がきちんと実行されれば、感染症を止めることはできないにしても、被害の規模を抑えることはできそうだった。

キクウィトの血液標本がブリュッセル経由でアトランタに送り出される二週間前の四月二四日、診療部長のキユング＝カムビディは一五ページからなる報告書のコピーをとり、カバーシートを付けて関係各位に送付した。送付先には、キンシャサの公衆衛生局長官、バンドゥンドゥ郡の医療監察官、キクウィトのマヴィタ市長、キクウィト総合病院院長、貧窮者救済機関オックスファムのキクウィト駐在員、世界保健機関（WHO）、ユニセフなども含まれていた。地元のライオンズクラブ支部長にまで送った。

それなのに、キクウィトでのエボラ流行の重大な節目にあたっていたこの時期、強力な防止策がとられていたなら最終結果は大きく異なっていたはずのこの時期に、いかなる策もとられることはなかった。誰かその報告書を読んだにしても、一人も注意を払わなかったことは明らかだった。誰一人として、その指示にいくらかでも従った者はいなかったようだ。「この報告書は全員に送られたのに、誰も受け取らなかった」とは、ベルナール・グエノの言葉である。

キクウィト総合病院が問題の中心となり、エボラウイルスの主たる拡大センターとなっていた。病院が、車輪の中心部として回転しているかのようだ。中心から放射状に伸びるスポークの一つから運び込まれた患者がウイルスを爆発させ、家族や病院職員にうつし、そうやって感染した人々が中心部たる病院から別のスポーク経由で出てゆき、その先で別の人々に感染させるといった調子なのである。そしていったん外に出た感染者が次は患者となって病院に舞い戻り、新しいウイルスの雨をまき散らし、また別のサイクルが開始される。その間、病院には、死んだ患者の遺体を運び出して集団埋葬地に埋葬することで一息つく瞬間が、定期的に訪れる。

これが、CDCのメンバーが到着する直前までの病院のありさまだった。それまでは、病院職員も一般市民も、病院を死の館と見なしていた。そこは浮き世からの出口、一度足を踏み入れた者は二度と生きて出られない場所と見ていたのである。これが、ＣＤＣの歩兵部隊が最初に足を踏み入れたとき、病院に人気がなかった理由である。病院職員は姿を消し、患者の家族も患者を見舞おうとはしなくなっていた。

しかし、ピエール・ロランとフィリップ・カランが到着し、病院内を清掃して消毒し、隔離看病を徹底して病院内でのウイルス伝播を断った後でも、事態は変わっていないかのように見えた。病院は相変わらず死の館のようだったからだ。しかしそれは、感染を遮断してから死亡率の低下というかたちでその実効が表れるまでに時間の遅れがあるせいだった。やがて、その原因はウイルスの潜伏期間のせいであることがはっきりした。二日から三週間と、潜伏期間のばらつきが大きかったのだ。新たな感染の根を断ったとしても、それからもまだ二、三週間は新しい患者が発生しうる計算である。

したがって、キクウィト市において最大の死亡者数を記録した日がＣＤＣチームの到着日と一致しているからといって別段驚くにはあたらない。五月一二日、カラン、ロラン、カーン、ル・グエノがキクウィト空港に降り立ったまさにその日、一四人のエボラ患者が死亡している。そのほぼ二週間後の二四日には、新たに一〇人の死者がでた。まるで、医師たちはあらゆる手を打ったというのに感染症のほうは相変わらず我が物顔で暴れ回っているかのようではないか。一週間で六人の患者が死亡したときは、ふだんは冷静なアリ・

カーンでさえ自信を喪失したほどである。「あのときはほんと、まったく制御不能になってしまうのではないかと、本気で心配になりましたよ」と彼は述懐する。

新たに発症した患者を説得して自発的に入院させるのは、カーンにとって厄介な仕事だった。それでもこれはぜひとも必要な措置だった。市民全員を避難させるわけにはいかない以上、患者を健康な人から隔離するための唯一の方法だったからである。しかし、患者を説得してキクウィト総合病院に入院させるのはたやすい仕事ではなかった。

「病院に入りたがらない患者さんたちからは、あらゆる抵抗にあいましたね」とアリ・カーンは語る。「ほかの患者を隠していた第二夫人の家の樽の中に隠れているのを見つけられた男性もいました。大方の人たちの目には、感染症の流行は病院と関係している、病院は死ににゆくための場所、ということだったんでしょうな」

だからといって誰にも責められはしない。愛する人を病院に連れていった家族は、たいがい、数日後には白い遺体袋にくるまれて病院から出てくる最愛の人の姿を見たのだ。人々は病院の外の草原に立ちつくし、黄緑色の上着、白い前掛け、ヘルメット、手袋を身に付けた数人の赤十字の隊員が、ストレッチャーに父親、母親、きょうだい、あるいはわが子を乗せて隔離病棟から不気味な姿を現し、舗道を通って死体置き場に続く未舗装路に進む光景を見送ってきたのだ。

やがて、黄色いルノーのトラックがバックでゆっくりと死体置き場の入り口まで乗り入れる。トラックがとまると、例の黄緑色の制服姿の男たちが六、七人荷台から飛び降り、暗い室内から名前の付いていない袋入りの遺体を運び出し、荷台に運び入れる。遺体は荷台に横たわったままトラックの震動に身を委ね、墓地へと運ばれてゆく。

そして最後に、父親、母親、あるいはきょうだいが地面に掘られた穴の中に下ろされるのを目撃することになる。遺体は次々と穴の中に横たえられる。すると、やはり黄色く塗られたブルドーザーのエンジンが唸りを上げ、遺体を土で覆い隠す。

これが、キクウィト総合病院に運び込んだ最愛の人がたどる運命だった。二〇〇人あまりの人たちが生きて病院のドアをくぐり、まさにそのようなやり方で遺体袋にくるまれて病院から出てきた。そのせいで、人々がよその町に逃げ出したり、家に隠れたり、ときには自己流の治療ですまそうとした。キクウィトのさる薬剤師は、自宅で一人で点滴をした。ベッドの上の壁に点滴液の容器をくくりつけ、針を腕に刺してじっと待ったのだ。その薬剤師はコンクリートの床の上に敷かれた薄っぺらな青いマットレスの上で死んでいるのが見つかった。頭のまわりの血痕が、光輪のようだったという。

元ザイール陸軍軍曹は、自宅で死んで自宅裏庭に浅く埋められた。別の犠牲者は自宅の屋外便所で死亡し、遺体はそのまま便壺の中に落ちて底に沈んだという。その遺体はそのまま放置され、落ちたときのままの状態で埋まっている。

いろいろなことはあったものの、入院を承諾した患者もいた。ただし救急車はないため、患者たちは何らかの手段を使って自宅から来院するしかなかった。ピックアップトラックの荷台に乗せられて連れてこられることもあった。産科病院であるキクウィト第二病院からトラックや自家用車、タクシーなどで到着する患者もいた。ある患者は、キクウィト第二病院でタクシーに乗せられ、キクウィト総合病院に着く前に死亡した。総合病院の看護人がタクシーのドアを開けたところ、遺体が芝生の上に崩れ落ちたと聞く。

西側先進国で最初にエボラ出血熱が発生したときの事態の進行の仕方はちがっていた。ヤンブクでの最初の発生があってすぐの一九七六年に、ロンドンで患者がでた。

ポートン・ダウンにある英国応用微生物研究所で、ヤンブクのエボラ標本を調べていたジョフリー・プラットのケースである。彼は、ウイルスをモルモットに注射しようとして手が滑り、注射針を自分の親指に刺してしまった。彼は一週間を経ずして出血熱を発病し、ヨーロッパで第一号のエボラ患者となった。

発病以後、ジョフリー・プラットはまるで核兵器か宇宙人であるかのような扱いを受けた。まず、ウイルスを拡散させないために呼吸用マスクが装着された。そして救急車に乗せられ、白バイ警官に先導されて、ノースロンドンにあるコペッツウッド病院内の感染症隔離室へと護送された。

当時、コペッツウッド病院には一六〇人の入院患者がいたのだが、その全員を別の施設に転院させるという措置がとられた。

ジョフリー・プラットは、入院患者がいなくなった病院内でもっとも安全が確保された区域の中に、さらなる封じ込め対策を施した上で収容された。透明なフィルムで作られたテントですっぽりと覆い、内部の圧力を周囲よりも低く保っておくことで、汚染した空気が外部に漏れないようにするトレクスラー社製の陰圧隔離室の中に置かれたベッドに寝かせられたのだ。テント内の空気の循環は、まず天井から内部に送り込まれた後で、換気扇によって外部に出る。外に出た空気は微粒子を効率よく吸着するフィルターが何重にも重ねられた管の中を通ってから、最後は建物屋上の換気孔から出されるしくみだった。隔離カプセルの中に一人横たわるプラットは、まるで木星にいるみたいに外界から完璧に遮断されていた。

食べ物、投薬、その他の必需品などは、陰圧状態を乱すことなくテントの天井にある挿入口から持ち込めるようになっていた。汚染されたものはポリ袋に入れられて封印され、やはり挿入口から外に出される。固形の廃棄物は焼却され、液体は化学的な殺菌処置を施した上で煮沸されて下水に捨てられた。

プラットはテントの中に三二日間入れられ、五人の医師、二四人の看護師からなる医療チームによって二四時間ぶっ通しの看護態勢下に置かれていた。医療チームも、テントと陰圧隔離装置によって患者から物理的に遮断されてはいたが、念のために隔離状態下に置かれた。

そのあいだポートン・ダウンは閉鎖され、職員は自宅待機とされた。研究所はまるで、謎のウイルスが発する放射線に照らされて不気味に輝く死の罠になったようだった。そして、公衆衛生担当官の手で、患者が隔離される前に接触した可能性のある人間三〇〇人以上が調べ上げられ、エボラ出血熱に感染している徴候がないかどうか検査され、そのまま引き続き監視下に置かれた。

そうこうするうちに、ジョフリー・プラットが回復した。彼は隔離カプセルから出され、同じ病院内の別の隔離室に移された。それまでプラットが収容されていた病室には、呼吸装置付きの宇宙服に身を包んだ医療スタッフが侵入した。宇宙服姿のスタッフは、床に電熱器を二つ設置し、ホルムアルデヒドを入れた容器をその上に置いて加熱し、そのまま放置した。二四時間たったところで彼らは隔離室に再び入室して換気をし、隔離テントを取り外した。そして再びホルムアルデヒドによる燻蒸を行ない、部屋を再度封印した。

隔離テントは焼却された。

「テントは、ここにある焼却炉に入れるにはちょっと大きすぎました」と、医師の一人が教えてくれた。「だからちょっと乱暴だったけれど、地面に穴を掘ってその中で燃やしたんです」

その後、コペッツウッド病院、ポートン・ダウン、そしてジョフリー・プラット自身も、ゆっくりと正常に復した。

およそ一年後の一九七七年一二月、アントワープにあるプリンス・レオポルド熱帯医学研究所の主催で、エボラ出血熱に関する国際会議が開かれた。ロンドンでジョフリー・プラットの治療にあたったロナルド・エモンドは、そこで、隔離テントを使用し、医療スタッフも隔離して行なった治療経過の報告をした。聴衆の中には、一九七六年のヤンブクでのエボラ対策に関係した医療関係者も混ざっていた。キンシャサのンガリエマ病院でメイインガ看護師の治療にあたった南アフリカ人医師のマルガレータ・イサークソンや、CDC特殊病原体部長として自らヤンブクに乗り込んだカール・M・ジョンソンなどである。自分たち自身が大発生のただ中にいたこともあって、二人はプラットに対して施された厳格な措置にいささか唖然とした。

「隔離室は酸化エチレンで消毒するだけですませ、隔離テントは再使用するわけにはいかなかったのですか」と、マルガレータ・イサークソンは質問した。

「この事件でかかった費用の総額は莫大でした」と、ロナルド・エモンドは答えた。「隔離テントの値段なんかとるにたりないほどです。ポートンの研究員全員が仕事を休んで監視下に置かれ、一六〇人の職員を擁するうちの病院が活動を休止し、地区の大勢の医師がその余波を受けたことを考慮に入れると、費用の総額は一〇万ポンドか二〇万ポンドにはなるでしょう。隔離テントの値段は、九〇〇イギリスポンド程度です」

カール・ジョンソンも質問した。「はじめてのこととはいえ、ベッド隔離装置によって保護されている医療スタッフまで隔離する必要があると考えた理由は何ですか」

「ほかの国でもそうでしょうが、英国においては」と、エモンドが答えた。「この新種の病気に関するアフリカからの報道は、かなりのパニックを巻き起こしました。それと当時、この装置は、けっこう使われてはいましたが、深刻な感染症で使用されたことはありませんでした。そしてもう一つの理由は、患者の子供の一人がちょっとだけ発熱し、家族のあいだに病気が広がっているのではないかという危惧がありました。そうした事情をすべて考慮し、スタッフに自発的に隔離状態に入ってほしいと打診したほうがいいということになり、全員がそれに同意したのです」

エボラ出血熱が先進国に到達した場合に「かなりのパニック」が予想されるのは当然の

ことだった。しかし、ジョフリー・プラットの治療が何らかの目安になるとしたら、パニックを起こすのは見当違いだろう。ぞっとするようなホラー小説とはちがい、エボラは、先進国の医学の威力と公衆衛生の網の目がなすすべもなく見守る中、予防線を難なく突破して侵入するような病気ではなかったのだ。

キクウィトにおけるエボラ流行の患者ゼロ号は、キムフムでもビアンジュでもなく、またキクウィト第二産科病院の他の職員でも患者でもなかった。患者ゼロ号は、炭焼きとキャッサバ栽培をしていたガスパール・メンガという名の三五歳の男性だった。

アリ・カーンは、感染経路の追跡をしている間にその男の噂を何度となく耳にしていた。カーンはエボラ発生の疫学調査に専念し、それ以前には疑わしい死亡患者は見あたらず、そこまでしか時間を遡れない正真正銘の指針症例へと至る感染経路の追跡に全力をあげていた。この仕事では、市内のキクウィト総合病院からさほど遠くない場所にあるバンドゥンドゥ医科大学の学生の手を借りていた。学生たちは毎朝対策本部ビルに集合して指示を受け、質問表の束を手に、市内に繰り出していった。交通手段はオートバイ、スクーター、自転車、乗用車、トラック、徒歩とさまざまである。そうやって、患者の生きている家族を捜しだしては、質問項目を埋めていくのだ。単純で古典的な足で稼ぐ疫学調査である。

「われわれはCDCで教えられたお定まりのことをやるのです」とアリ・カーンは語る。「決して派手ではないけれど、実際に起こったことすべてを知るうえで欠かせない重要な調査なんですよ」

追跡調査を開始してほどなくすると、数カ月前——ことによると三月か二月、あるいはさらに遡って一月——に忽然と姿を消してしまった一家族に関する話が聞けた。一〇人かそこらいた家族が次々と死んでしまった。理由はわからない、とにかく死んでしまったのだという。

その一家は、キクウィトのこぎれいな地区の小高い丘を背にして建つ細長くて大きな黄色い建物に住んでいた。その家は、背の高いヤシの木立の陰に建っていた。ガスパール・メンガが病気になる前は、そこには二〇人以上の人が住んでいた。

メンガは背の高いまじめそうな顔つきの男性で、鼻髭ときちんと手入れした顎髭を生やしていた。彼は、死のわずか二年前に安息日再臨派の洗礼を受けていた。キクウィトから一四、五キロほど離れたポント・ムウェンベの森でキャッサバの栽培と炭焼きをして生計を立てていた。ジャングルの中を走る轍のついた悪路を毎日バイクで通わなければならない、たいへんな仕事である。一荷の炭を仕上げるのに三カ月はかかる。しかしそれを売っても、国際通貨に換算して三ドル程度にしかならない。

雨季の真っ最中だった一月六日、ガスパール・メンガは発熱、腹痛、下痢、血便を訴えてキクウィト総合病院に入院し、赤痢という診断を下された。この細菌病の症状は、エボラ出血熱の初期症状とよく似ているのだ。しかしその一週間後の一月一三日、彼は死亡した。

このあたりの伝統では棺の蓋を開けたままの葬儀が一般的で、医療チームのメンバーが中止させるまでは、これが市内にウイルスを拡散させるいちばんの媒体だった。メンガの場合は、蓋の開いた棺のまわりを家族が取り囲み、ガスパール・メンガの体に手を触れ、愛情を込めて最後の別れをした。彼の妻のベベ、弟のビロロ、叔父のフィルモン、全員が棺の中のガスパール・メンガの遺体に手を触れ、その後ほどなく全員がこの世を去った。

一月二九日、フィルモンがキクウィト総合病院で死亡した。その二日後、ガスパールの弟ビロロ、そして同じ日にガスパールの妻べべが自宅で死亡した。

これが死の第一波だった。ガスパールと、その遺体に触れた三人が相次いで亡くなったのだ。次いで第二波が襲った。妹たち、息子たち、娘、祖母がそろって二月にこの世を去った。そして第三波としては、残された最後の家族である祖母が、郊外の村ンドボの自宅で三月三日に亡くなった。

そしてすぐに思い当たる理由もなしに、この連鎖感染は終了した。そのまま感染の環が広がってもおかしくない状況なのに、ぷつんと唐突にひとりでに終わったのだ。死んだ人たちには親しい人たちがまだ大勢いたのに、その人たちは完全な健康体のままだ生き長らえている。それ以前のエボラの流行でもそうだったように、連鎖感染は、医療活動などによる阻止によってではなく、勝手に終了してしまったのである。

しかし、それとは別の感染経路がキクウィト第二産科病院に魔の手を伸ばした。第二病院には、メンガ一家の友人が入院し、三月三日に亡くなっていた。その犠牲者は、三月にその病院で死亡した三人の患者のうちの一人だった。

最終的に、アリ・カーン、ベルナール・ル・グエノ、そしてその助っ人たちは、ガスパール・メンガに始まるキクウィト全体の感染経路をすべて辿ることができた。彼らは複雑に交差した感染経路図を描いた。メンガ一家から新しい患者へと矢印が伸び、そこからさらに別の患者に矢印が伸びて患者数がどんどん膨れ上がっていく様が明らかとなった。

しかし、ガスパール・メンガ以前に矢印を伸ばすことは一センチたりともできなかった。そこで未解決の問題は、メンガはいったいどこで感染したのか、人、動物、昆虫、植物のどれから感染したのかだった。

いずれの感染症調査でも、マールブルグやエボラの病原体保有者捜しは成功していない。

ライル・コンラッドと南アフリカの共同研究者たちは、オーストラリア人ヒッチハイカーにマールブルグウイルスを感染させたものの正体を求めて二回にわたって原野での連続踏査を行なった。しかし、手がかりはどこにも見つからなかった。捜索、罠掛け、採血、アトランタへの標本送付に何週間もかけたのだが、その最終結論は、「病原体保有者と病原体媒介者の候補は、依然として不明である」というものだった。

それから二〇年、その間一九八〇年と一九八七年、いずれもケニアで短期間のマールブルグウイルスの発生が二回あったものの、事態は少しも変わっていない。その二回の流行では、それぞれ一人ずつの死者がでただけだった。それでも一九八八年春には、メリーランド州フォート・デトリック基地内にある合衆国陸軍伝染病医学研究所（USAMRIID）の研究者が、アフリカに大規模な遠征を行なった。謎のウイルスのすみかとおぼしき場所、ケニヤ西部エルゴン山の山腹にあるキトゥム洞窟の調査を敢行したのである。彼らは宇宙服と呼吸装置を装着して洞窟に乗り込み、飛翔性の昆虫、ダニ、ネズミ、鳥、コウモリ、ネコ、その他雑多な動物をすべて採集した。しかしどうやら、かのウイルスだけは捕まえ損ねてしまったようだ。採集した標本からは、マールブルグウイルスの影も形も見つからなかった。

あてのないその追跡以降、世界中のどこからもマールブルグ病の新たな発生は報告されなかった。つまり一九九六年半ばの時点では、三〇年にわたるマールブルグウイルスの歴史の中でその犠牲者の数はわずか一〇人しか確認されていないということである。そのせいでマールブルグは、歴史上もっともまれな感染症の一つとなっている。マールブルグウイルスで死亡した人数よりも、月面を歩いた人間のほうが多いくらいである。

エボラは、死亡率においても死亡者総数においても、マールブルグよりも致命的な病気である。一九七六年に発生した最初のエボラの流行から一九九六年はじめまでのおよそ二〇年間にこのウイルスに感染して死亡したことが確認されている患者数は七〇〇人弱で、世界中で平均をとると一年あたり三五人が死亡していることになる。これを世界総人口の五〇億人で割ると微々たる数値になる。その数値がいかに小さいかは、他の適当な死亡要因と比較するとよく実感できる。CDC内にある国際保健統計センターの記録によれば、この二〇年あまりの間に、世界中で七〇〇名あまりの人がエボラウイルスによって命を落としているのに対し、合衆国内では全部で二六九八名――一年あたり一〇〇名以上――の人が「稲妻あるいは落雷によるショック」で命を落としている（誰も落雷を「雷雲の復讐」とは呼ばないが、エボラを「熱帯雨林の復讐」と呼ぶ人は多い）。CDCの記録によれば、地球上でエボラが原因で命を落とすのは年平均三五人だが、合衆国一国だけでも年平均三〇〇人が「浴槽内で溺死」している。一九九一年には、合衆国内において一二四七人が「食物の吸引」が原因で命を落としている。つまりたった一国の一年で、歴史上知られているエボラの犠牲者よりもたくさんの人が、食べ物を喉に詰まらせて自宅で死んでいるのだ。

エボラウイルスそのものもきわめて珍しい存在であり、訓練された研究者の一団がその根城とおぼしき場所――早い話が熱帯雨林――で見つけようと何度も試みたにもかかわらず見つけられなかったほど、尻尾をつかみにくい病原体である。エボラウイルスを見つけるよりもアフリカでダイヤモンドを見つけるほうがはるかにたやすいといってもまちがいない。マールブルグとエボラは、珍品中の珍品である。公衆衛生にとって看過できない脅威というよりも、医学上の関心の的としての側面のほうが強いくらいなのだ。

それにひきかえ、邪悪なトリオの第三のメンバーであるラッサ熱が見せる顔はまったく異なる。それが原因で死亡する人の絶対数では、邪悪なトリオのなかで群を抜いて致命的である。「西アフリカでは毎年三〇〇〇人から五〇〇〇人がラッサ熱で死亡している」と、CDCのカール・M・ジョンソンは語っている。これは公衆衛生にとって重大な脅威であり、ラッサ熱の病原体保有者や媒介者の発見は緊急課題なのだ。ぜひとも、疑わしい動物を退治して死亡者数を下げるための対策をとるべきである。そこでリベリアでラッサ熱が新たに発生した一九七二年、CDCはハーヴァード大学医学部出身のウイルス学者トム・

モナスを発生場所のゾーゾーに派遣し、連鎖感染を遡って指針症例を突き止め、ラッサウイルスの寄主を捜すよう指示した。

ゾーゾーでの流行もまた、感染の中心は病院だったという背筋が凍るような真相が判明した。流行の発端は、若いリベリア人女性が出血熱の症状ひとそろいを抱えて来院したことだった。発熱、嘔吐、腹痛、出血を発症していたのだ。その患者は、入院後すぐ、妊娠していた双子の胎児を流産した。修道女でもある看護師が、何度もこなしたことのある手慣れた手つきで子宮内膜掻爬《そうは》の処置を施した。

女性患者は回復し、ジギダという町の自宅に帰った。しかしその間にその病院では、別の一一人の患者が同じ症状を訴え、そのうちの五人――二人の看護師を含む――が死亡していた。

ジギダに赴いたトム・モナスは、その女性を見つけだし、本人と村人一〇〇人から採血した。彼女のほか四人から、ラッサの抗体が見つかった。つまりその五人は、ラッサウイルスに感染したことがあるということだ。そこでモナスはその村で一群のハンターを雇い、夜のあいだにネズミとコウモリを捕らえるための罠をしかけた。それらがいちばん疑わしい病原体保有者候補だったからだ。朝になって罠を回収すると、平均して二〇匹の動物が捕まっていた。捕まえた動物は、手袋、白衣、マスクを装着した上で麻酔をかけて殺し、解剖して臓器の切片や血液を採取し、保存専用のヴァキュテイナー管に入れてアイスボックスに入れた。

一行はこの捕獲作戦を八日連続で行ない、一六四個体の動物から採取した標本を手に引き上げた。それからモナスは、瓶詰め、袋詰めにして標識を付けた標本をアトランタに送り出した。しかしアトランタでの検査結果はまったくの予想どおりで、ラッサウイルスの形跡を含むものは一つもなかった。

その数カ月後にシエラレオネでまたもやラッサ熱が発生すると、モナスそのほかCDCの職員――デイヴィッド・フレイザー、ポール・ゴフ、ケント・キャンベル――が現地に飛び、同じ捜索を繰り返した。今回は前回よりも四倍も多い、全部で六四一個体の動物を捕獲した。そのなかには、死亡した患者の家で捕まえた八匹のネズミも含まれていた。その家には、体長二五センチほどの薄茶色の齧歯類がうじゃうじゃいたのだ。マストミス・ナタレンシス、チチネズミである。

モナスがようやくにしてCDCに戻り、標本の検査に取りかかったのは、九カ月ほど後の一九七三年六月のことだった。標本は、その間ずっと低温冷凍されていた。まず最初に彼はほかの標本の検査から始めたのだが、最後にチチネズミを解凍してモーターと乳棒を使ってすり潰し、培地の上に塗り付けた。するとどうだろう、そこにはラッサウイルスがうようよいることがわかった。歴史的瞬間、CDCの一里塚だった。ラッサ熱の疫学に大きな進展がなされたのだ。

しかし、新たなラッサ熱の流行が起こる頻度に関してだけは、進展が見られなかった。以前と同じ頻度で起こり続けたのだ。ある病原ウイルスの保有者が見つかったからといって、それが引き起こす病気の流行を止めることにはならないし、流行の規模を抑えることにも、感染した患者の命を救うことにもならない。純然たる知識には実行が伴わねばならないし、その実行が、危険にさらされている国の政府や公衆衛生当局、あるいは当事者本人たちからもたらされるともかぎらない。ラッサ熱が辿ったその後の歴史が物語るとおりである。

病原体保有者である齧歯類の正体が明かされてから一六年、ライル・コンラッドがはじめてラッサ熱を持ち込んでから二〇年の間に、この病気はたびたび合衆国に顔を出した。

インフルエンザ流行の真っ最中だった一九八九年二月、イリノイ州シカゴのグレン・エリンという居住区は、住民の半数が風邪をひいているかと思わせるような状態だった。そんな状況では、四三歳の黒人機械工が三八度の熱と悪寒、喉の痛み、筋肉痛を訴えて救急病院を訪れたとき、インフルエンザ以外の病名は考えられなかった。医学生たちは、「セントラルパークで蹄の音を聞いても、シマウマがいると思ってはいけない」と教えられているのだ。

その男性は、処方箋を与えられて帰宅させられた。しかし症状は改善せず、二週間ほどたってから、イリノイ州ウィンフィールドのセントラルデュページ病院に入院した。患者は、隔離看護態勢下に置かれた。この予防措置は、エイズやB型肝炎のように血液で感染する病気の院内感染を避ける目的でCDCが一九八七年に導入したものである。患者の血液や分泌物を扱う際の手袋、マスク、ゴーグルの使用を規定している。この患者に安全対策が施されたのは、入院を決めた医師が、肝炎ないし黄熱病あるいはその両方の可能性ありという仮の診断を下したからだった。

入院した翌日、感染症専門医であるボブ・チェイスが患者を診察した。その後で患者の妻と話をしたところ、患者は母親の葬儀に列席するために出かけたナイジェリアから帰国したばかりだと聞かされた。母親の死因はマラリアらしいという。少なくともナイジェリアの医師はそう言っていたようだ。しかし、患者が滞在中にほかの家族の何人かも発病し、その一人である父親も死亡していた。

ボブ・チェイスが患者の妻から聞いた話からも、出血し下血している患者を診断した結果からも、マラリアという診断は出てこなかった。それはどう見てもアフリカの出血熱だった。だからボブ・チェイスは、アトランタのCDCに連絡した。

電話で話した相手は、特殊病原体部の神話的な部長でカール・ジョンソンの後任者ジョー・マコーミックその人だった。マコーミックは患者の来歴、徴候、症状を聞いたとたん、そいつはラッサ熱だよとチェイスに告げた。マコーミックはまた、明日そこに行く、その前にシカゴにCDCの移動組立式隔離室を空輸しておくとも、チェイスに告げた。しかし、電話でこの会話を交わしてから三時間ほど後に、チェイスの患者は死亡した。

それでもマコーミックは予定どおり、疫病情報部のゲイリー・ホームズを伴って翌日到着した。携えてきた試薬と抗体で患者の血液と肝臓組織を検査したところ、死因はラッサ熱でまちがいないことが確認された。残された問題は、死亡した男性の妻と六人の子供の健康状態はどうか、その男性がアフリカから帰国してから入院するまでに直接接触した相手は誰かだった。患者の家族は、自宅で看護をし、患者が使用した皿を食事に使い、患者が寝たベッドのシーツを洗っていた。それに加えて、問題の二週間に患者と接触をもった人はほかにもたくさんいたはずである。

しかし、ホームズとマコーミックは事態を十分に掌握していた。まず、発病する危険がもっとも高い患者の家族には抗ウイルス剤のリバビリンを与えた。そして次に、州と市の公衆衛生当局と協力して、患者が感染していたと思われる期間中に接触した何百人かの人々を追跡調査する作業に着手した。

グレン・エリンでは、ほかにラッサ熱に罹った人はいなかった。ジョフリー・プラットの場合もそうだったように、感染症は伝播を開始しないうちに人間の介入によって終結させられたのだ。

どうやら、これらアフリカの出血熱ウイルスは、相手の正体がわかっているかぎり、方策、人力、状況に立ち向かうためのノウハウを手にしているかぎり、たやすく封じ込められるようだ。それと、ほかの病気、たとえばそれはマラリアだと偽るのではなく、ラッサ熱が現実に発生していることを認めることも大切である。

「マラリアというのは代理診断でした」と、ゲイリー・ホームズはイリノイの事例について語っている。「ナイジェリアの保健当局は、自国で新たなラッサ熱が発生していることを認めたくなかっただけなのでしょう」

言い換えるなら、ウイルスそれ自体はさしたる問題ではなかった。人間の行動のほうが問題だった。

9　森

疾病対策センター（CDC）では、黙示録的な預言はめったになされないが、まったくないわけでもなかった。散発的小規模な感染症の発生が、結局は大流行にエスカレートする可能性はあるし、事実そういうことが起こってきた。感染症の大流行は何百万人もの命を奪う。大々的な治療活動よりも地道な予防活動が重要である。問題の感染症に対する治療法がない場合はことにそうだ。決め手となる治療法がないケースは、研究や対策が進んでいるものの、じつに多い。CDC所長のデイヴ・センサーがニュージャージーから入ったばかりの悪いニュースについて検討する緊急会議を招集した一九七六年二月一四日バレンタインデーにも、事態は収拾がつかなくなり始めていた。どう見ても豚インフルエンザらしい流感がディックス陸軍基地で突如発生し、一八歳の新兵が死亡していたのだ。

インフルエンザといっても、相手が、冬期にしばしば出現して一年に平均二万人ものアメリカ人を死亡させるような「穏やかな」やつの場合は決して楽観できない。この数字は、平均的な型のインフルエンザが季節的に引き起こす死亡者数である。つまり、定期的に二万人のアメリカ人が死亡するということだ。

しかもこれは、ごく普通のありふれたインフルエンザの場合だった。豚インフルエンザは例外的である。なにしろこいつは、一九一八年に世界的な大流行を引き起こして二一〇〇万人あまりの死亡者を出したインフルエンザの型と、分子構造がよく似ているのだ。一九一八年のアメリカ人の死亡者数は五〇万人で、ニューヨーク市だけで二万人あまりがインフルエンザで命を落とした。とりあえずニュージャージーで行なわれ、CDCで追試された検査では、ディックス基地で発生したインフルエンザウイルスの型は、一九一八年に世界中を荒らし回ったインフルエンザウイルスときわめて近縁な関係にあるという結果がでた。しかもすでに犠牲者が一人でている。前回の流行から六〇年あまりたった一九七六年の時点で、前回のウイルスに対する抗体を保有している人は、もうほとんど生きていない。ということは、大流行の下地が整っているということだった。

それは大いにありうる。インフルエンザウイルスの問題は、発生の予測がほとんどできないことだ。連中は独自の論理で消長を繰り返しており、発生消長を十分な信頼度で予測できるような数理モデルは知られていない。インフルエンザウイルスは頻繁に突然変異を起こし、その分子構造を変えてしまう。そして宿主となるさまざまな種を渡り歩き、環境の中に隠れてしまう。雁鴨類の体内に入って空に舞い上がり、あちこちを飛び回る。こうした変幻自在さと不可知性が組み合わさってもたらされる結果を前もって予測することなど、およそ不可能なのだ。

おまけに、「周期性」という問題があった。インフルエンザの流行は、周期的に起こっていると考えられていた。ところが、その周期に関して、研究者たちは意見の一致を見ていない。大流行から次の大流行までの周期が何年かに関しては、三年から一〇年、四〇年、九〇年と、意見に大きな隔たりがあった。インフルエンザの流行予想は、お茶の葉占いよりは精度が高いにしても、競馬の連勝単式予想よりは低いといった現状だった。

その一方で、インフルエンザの感染力がきわめて強いことは確かで、それについては多くのことがわかっている。インフルエンザウイルスは、ドアの取っ手からもうつるし、人が大勢いる部屋で風邪をひいている誰かがくしゃみをしてもうつる。そしてインフルエンザウイルスのなかでもいちばんたちの悪い型が流行すると大勢の死者を出す。流行予測がつかないことは、感染力が強いことと、ときにその毒性がきわめて高くなることと相まって、インフルエンザウイルス対策を迫られる公衆衛生当局者の大きな頭痛のたねだった。

ディックス基地で問題が生じた時点での大方の研究者の意見は、インフルエンザの世界的大流行の機が熟してすでに久しいというものだった。もっとも、センサーが緊急会議を招集する前日の二月一三日に、『ニューヨーク・タイムズ』紙が特集を組み、インフルエンザの大流行が目前に迫っていると予言したのは、単なる偶然の一致である。その記事を執筆した、ニューヨークにあるマウントサイナイ医科大学のウイルス学者エドウィン・キルボーンは、「公衆衛生関係者は、目前に迫った自然災害への対策を即刻立てるべきだ」と警告していた。

そういうこともあって、センサーの会議に集まった面々は、いささか緊張気味だった。会議参加者は、センサーを始めとするCDCのお偉方、国立衛生研究所（NIH）、ディックス陸軍基地（FDA）、ニュージャージー州公衆衛生局、合衆国陸軍それぞれの代表者だった。全国的な流行が考えられる場合に取りうる対策としては、新しい患者の発生に目を光らせるという消極的なものから、来たるインフルエンザシーズンに備えて大急ぎのワクチン接種計画を推奨するという積極的なものまである。

今回の場合は、前者の対策に傾く理由があった。ディックス基地の死亡患者は、きわめて異常な状況で発生したという事実がそれである。死亡したデイヴィッド・ルイスは、ごくごく健康な一八歳の男性で、最初はふつうのインフルエンザと思われていた。彼は基地内の診療所に行き、水分と睡眠をたくさんとって休んでいなさいという、やはりごくふつうの指示を受けた。しかし、行程八キロの夜間行軍訓練が迫っていたため、人一倍がむしゃらに訓練に励んでいたデイヴィッド・ルイスとしては、医師の指示があろうとなかろうと、鼻水ぐらいでひるむつもりはなかった。彼は医師の助言に逆らい、気温は氷点下で雪と風が吹き付ける中、二〇キロ以上の荷物を背負って八キロを歩く夜間行軍に参加したのだ。

彼は行軍中に倒れて基地内の病院に収容され、数時間後に死亡した。しかしだからといって、彼を死に至らしめた原因を確定することはできない。インフルエンザのせいかもしれないし、行軍のせいだったかもしれないし、まずいことにその二つが重なったせいだったかもしれない。このような特殊事情があったため、結論を引き出したり、対策を実行するに際してはきわめて慎重な態度が求められた。だいいち、きわめて特異な症例だということがある。しかしそれ以上に重要なのは、たったの一例でしかないということだった。

「ルイス兵士という一例からでは何もわからない」と、ハーヴァード大学公衆衛生学部学部長のハーヴェイ・ファインバーグは後に語っている。こうした理由からCDCでの緊急会議全体の意見は、慎重な態度をとることに傾き、とりあえずは豚インフルエンザの新しい患者がでていないかどうかの調査に力を入れるようにという勧告をだした。ただしセンサーと陸軍代表のフィリップ・ラッセルは、ただちにワクチンの増産体制を整えるべきだと考えていた。

CDCは、会議の翌週に開かれた記者会見で、『罹病死亡率週報』に検討結果と公式の勧告を発表する前に、ディックス基地で豚インフルエンザが発生して一人が死亡したと発表した。しかしこの時点から死が一人歩きを開始し、新聞に「殺人インフルエンザ軍隊を襲う」といった見出しが躍ったせいで、過剰反応が引き起こされることになった。大衆の過剰反応ではない。大衆は、インフルエンザといっても単なる風邪にすぎないという見方をしていたからだ。過剰反応を示したのは、公衆衛生当局と政治家、なかでも後者は最悪だった。たとえ問題の脅威がいかに小さかろうと、あるいは幻想にすぎないにしても、政治家というのはいつも、「何か対策を打たなければ」と思うものなのだ。

じきに緊急会議が何度も召集され、電話が飛び交い、個人的会合や廊下での話し合いなどがなされ、当面は注意深く監視するだけというCDCの当初の方針は、早急に何らかの手を打たなければという姿勢にエスカレートしていった。かといって、その間に当初よりも流行の危険が高まったことを示唆するようなデータが得られたわけでもなかった。その後ディックス基地で新しい患者が何人か発生したのは確かだが、死者の数は依然として一人のままだった。ということはようするに、基地内に出回っているウイルスの型は、一九一八年に流行した死亡率のきわめて高い型とは別物ということらしかった。

それでも、三月一〇日に延々七時間も続いたCDCでの緊急会議終了時点での感触は、大々的なワクチン接種を実行すべしという代案が盛り返したかのようだった。デイヴ・センサーは、会議の最後に、「どうやら豚インフルエンザ退治をとことんやったほうがいいようですな」という駄洒落まで披露した。

もちろん、強固に反対する人たちもいた。豚インフルエンザは「脅威というよりもむしろ珍品だ」と語る、CDCウイルス研究室室長ウォルター・ドウドルのような人たちである。後に彼は、「あんな決定がなされるなんて信じられなかった」と語っている。「一人か二人の意見が全体を支配してしまったんだよ。目の前でそんなことが起きるなんて、驚きだった」

三月一〇日の会議の二日後、センサーは「実行内容覚書」を作成した。その内容は、新しいワクチンを開発して大量生産し、全米に配布して老若男女の最後の一人に至るまで接種させるというものだった。必要となるワクチンの量は、およそ一億九六〇〇万人分で、しかも七、八カ月の期間内にすべての作業を終えるのだという。総費用は一億三四〇〇万ドルと見積もられた。

センサーの覚書は官僚機構の階段を登ってゆき、保健教育厚生省長官フォレスト・デイヴィッド・マシューズの手元に届いた。マシューズは、自ら書いた次のようなメモをそえて歳出予算要求を連邦政府行政管理予算局に提出した。「この秋にインフルエンザが大流行することを示唆する証拠がある。インフルエンザウイルスのなかでももっとも毒性の強い型である一九一八年のウイルスが再び襲来するという証拠である。一九一八年の流行では、五〇万人の死者がでた。一九七六年には、そのウイルスが一〇〇万人の命を奪うものと推定されている」

二月一四日に開かれたバレンタインデー会議からマシューズの予算要求書が提出された三月一五日までの四週間に、氷と雪の中での夜間行軍中に起きた一兵卒の死が、アメリカ人一〇〇万人が死ぬという「推定」にすり替えられたのである。センサーの提案は時の大統領ジェラルド・R・フォードまで届き、ホワイトハウスでの会議が招集された。その会議にはアメリカ医学界の最上層が参加した。「世界中でもっとも有名なワクチン学者二人」と皮肉る向きもあるジョナス・ソークとアルバート・サビンも参加していた。参加者から反対意見がいっさい出なかった会議を終えて、大統領はその晩、「合衆国の老若男女全員への予防接種を実施する」ために一億三五〇〇万ドルを支出すると、テレビを通じて全米に発表した。

連邦議会では、歳出法案に我先に賛意を表明する「見苦しいと言っていいくらいの競争」――ケネディ上院議員の補佐役を務めるアーサー・シルヴァースティンの言葉――が始まった。その法案は四月一五日に、テレビが中継する中で大統領が署名し、法律として成立した。しかし、ワクチン接種計画にはそれなりの不備がいくつかあった。実地試験を行なったところ、子供や青少年にはほとんどあるいはまったく効かなかったこともその一つだった。この世代こそ、一九一八年のウイルスに対する抗体を保有していない世代であり、それと同じ病原体に曝されれば感染する危険がいちばん大きいのが彼らだった。パークデイヴィスという会社が、まちがった型のインフルエンザウイルス用のワクチンを二〇〇万人分も製造したのだ。

しかしさらにまずいのは、そのワクチンが一部の人を死に至らしめたことだった。ワクチンの接種さえ受けなければおそらく死ななかった人たちを殺したのだ。どんなワクチンでもときには副作用がある。人によって、アレルギー反応の強度が異なるからだ。大急ぎで製造され、使用前に十分な試験が行なわれなかったワクチンではとくにその危険が大きい。製造された豚インフルエンザワクチンは、ギラン＝バレー症候群を誘発することが判明した。これは、最終的に患者の四肢が萎えて痩せ細る、弛緩性の稀な神経炎である。ワクチンを接種された人たちのうち数百人がギラン＝バレー症候群にかかり、五八人が死亡した。一二月一六日、デイヴィッド・センサーはこのような問題点を考慮し、大規模なワクチン接種計画の中止を発表した。そして二度と再開されることはなかった。

じつのところ、予防接種などそもそも必要なかったのである。その秋、豚インフルエンザウイルスが姿を現すことなどなかったからだ。ギラン＝バレー症候群と予防接種の因果関係を最初に突き止めたCDCの疫学者ラリー・ショーンバーガーによれば、ワクチン接種が開始された一〇月一日の時点で、問題のウイルスが出現しない確率はほぼ九八パーセントであることがはっきりしていたという。そしてたしかに出現しなかった。豚インフルエンザウイルスは、予防接種キャンペーンが始まるはるか以前に合衆国から消滅していたのだ。『罹病死亡率週報』によれば、一九七六年の秋は異例なほど病気の少ない時期となり、北アメリカでは、いかなるタイプのインフルエンザであれ、発生数は事実上ゼロだった。

この騒動の最終的な集計はといえば、豚インフルエンザあるいはそれとおぼしき病気での死亡者はデイヴィッド兵士一人に対して、予防接種を受けた人でギラン＝バレー症候群あるいはそれとおぼしき病気による死亡者は五八人というものだった。一九九三年までに、豚インフルエンザ予防接種が原因のギラン＝バレー症候群に対する損害賠償請求が四〇〇〇件以上も合衆国政府に提出され、賠償金として総額九三〇〇万ドル以上が支払われた。

豚インフルエンザ事件は、CDCの歴史における汚点だった。それでも、その件に関与した者のうちの何人かは、本質的に同じことをもう一度やりかねない。少なくともラリー・ショーンバーガーはそう考えている。「いいかい、まちがいが行なわれたんだ。疑問の余地はないね」と、その事件から二〇年ほど経過した一九九六年に彼は語っている。「どうも軍隊っていうとこは、インフルエンザの拡散を奨励するおかしな環境らしいんだよね。

でもわれわれは何千人もの人たちの命を救う可能性について論じているわけで、見過ごすわけにはいかないんだ」

それに対してウォルター・ドウドルは、当時の懐疑派だった。そして彼も、はっきり意見を変えてはいない。「私なら前と同じように注意怠りなくことを開始する」と彼は語る。「でも、途中でいくつかのチェックポイントを設けるな。計画がまだ必要かどうか調べるために、事態を監視しなければならないんだよ」

一九七六年にディックス基地に出現したウイルスはほぼまちがいなく一九一八年に襲ったやつとは別物というのが真相だった。「当時は研究室の誰もそういうふうには考えなかった」とドウドルは言う。「インフルエンザウイルスは絶えず変身していて、こいつは変身する時間が六〇年もあったんだ。一九一八年のインフルエンザウイルスと同じ型のウイルスである確率はとんでもなく小さかった」

こうしたことはみな、関係者全員が経験によって学んだことだった。多くの人間は、遠い昔にアリグザンダー・ラングミュアが残した言葉の正しさを身にしみて感じた。ラングミュア曰く、「疫学者たるもの、将来の疫病を予測するのは危ない賭けだということを肝に銘じるべし」

それ以後、現場の疫学者たちは、多かれ少なかれ、以前よりも予測に関して慎重になったようだ。豚インフルエンザ騒動から一二年経過した一九八八年、豚インフルエンザがまたもや異常な状況で発生した。一人の妊婦が、ウィスコンシン州で開かれた家畜品評会で夫といっしょに豚舎に入り、病気の豚からウイルスをうつされて死亡したのだ。その夫もウイルスに感染し、妊婦の世話をしたヘルスケアワーカー数人にも感染した。その女性は、死亡する三日前に健康な赤ん坊を出産した。つまりこの場合も一九七六年のディックス基地での出来事と同じで、ウイルスがそれほど広がらないまま一人だけが死亡したのだ。

しかし今回の場合は、黙示録的な預言はなされず、大急ぎの対策も、政治家も、大規模な予防接種もなしだった。そしてやはり、大流行は起きなかった。

キクウィトで真っ先になすべきことは、連鎖感染を阻止して病気の流行を止めることだった。この使命はほぼただちに達成された。第二の使命は、すべての感染経路を図示し、それを辿って病原を突き止めることだった。こちらは少し時間がかかったが、メンガ一家を発見したことで目途がつきつつあった。そこでＣＤＣは最後の第三の使命達成に取りかかった。エボラウイルスの保有者を突き止める仕事である。六月はじめに、生態班がザイールに派遣された。ノアの方舟のようにさまざまな動物種をキクウィトとその周辺から採集し、その標本をアトランタの研究室に送るチームである。

動物採集チームの隊長ジョン・クレブスは痩身長軀髭面の動物学者で、アフリカでの経験が豊富だった。彼は、一九七〇年代後半の四年間、シエラレオネでマストミス・ナタレンシスの動態と感染状況の調査を行なった。例の、ラッサウイルスを媒介するチチネズミである。それでも、キクウィトへの旅は別格であり、エア・カサイのDC3型機に搭乗したクレブスは、時間を逆戻りしているような錯覚を覚えた。

空港で出迎えたのは、特別あつらえの笑みを満面にたたえたピエール・ロランだった。それもそのはず、彼はその飛行機で帰国の途につくことになっていたのだ。ジョン・クレブスは飛行場横の野原に立ち、ロランを見送ることになった。ロランは外の世界に戻っていこうとしている。すでに遠い宇宙のかなたかと思えるようになってしまっている世界へ。クレブスはそんな感慨を抱いた。

キクウィト空港に着陸したDC3型機は、再び離陸するための準備に一時間ほどかかった。クレブスは、真空フラスコが積み込まれるのを目にした。人間の血液と組織の標本を液体窒素漬けにしたステンレス製の缶である。そのほか、白い箱も積み込まれた。ドライアイス漬けにされた標本である。最後にピエール・ロラン本人がタラップを登って機内に消えた。外界に脱出する人がほかにも何人かいた。

飛行機のハッチが閉まり、エンジンが回りだし、銀色に輝く金属製の鳥は向きを変えてゆっくりと動き始めた。

〝さていよいよだぞ、おい〟と、ジョン・クレブスは自分に語りかけた。〝急に気が変わっても、タクシーを呼ぶわけにはいかないんだ〟

飛行機は滑走路のはずれで止まった。クレブスにとっては感情の結節点、形而上的な瞬間、分岐線だった。飛行機のエンジンが唸りを増し、銀色の巨大な獣はしだいに速度を増して前進し、ふわりと浮き上がり、そして空のかなたに姿を消した。

ジョン・クレブスは覚悟ができた。〝これでもうどこにもいけない〟

生態班の通常の一日は朝の六時に始まる。夜明け時の川の水の割り当てが蛇口から噴出する時間である。メンバーはてきぱきとシャワーを浴びて食事を済ませ、四輪駆動車に飛び乗る。車は必ず年代物のトヨタランドクルーザーである。町中がトヨタの広告みたいなものだ。そして四、五人のメンバーが現地人ドライバーといっしょに車に揺られて森に入ってゆく。

有名なポント・ムウェンベの森へ。

一時間ほどで森に到着する。道はやがて舗装が終わり、ダートになって最後はジャングルの中に消える小道になる。それでも乾季なのがありがたい。倒れた木が道をふさぎ、前進を阻んでいるときもあった。そんなときは、地元の案内人がブッシュナイフで迂回路を切り開いた。

ようやくのことで問題の場所、ガスパール・メンガの炭焼き場に到着だ。キクウィトにやってきたウイルス・ハンターにとって、ここは神聖な場所である。ウイルス学で言う、創造の中心なのだ。ヒロシマにも匹敵する歴史的な場所、ウイルス爆心《グラウンド・ゼロ》地である。

ウイルス爆心地で、一行は代わる代わるガスパール・メンガの史跡、不滅の炭焼き場に立って写真を撮りあった。獣医のドン・ノアは、帽子、ワイシャツ、長ズボン、コンバットブーツという出で立ちでその場所に立ち、ポーズをとった。少なくともドン・ノアは、エボラにかかる心配はしていなかった。そんなことはほとんど考えていなかったのだ。ここはエボラにかかる場所ではない。エボラにかかるのは病院なのだ。

「まあこれが、その場所に対するわれわれの見方だったというわけさ」と、後にドン・ノアは語ってくれた。「エボラの発生はごくわずかしか知られていなかった。だからわれわれは、その森を平気で歩けたんだ」

実際、誰もが森の中を歩いていた。予想やあらゆる噂とはまさに逆で、その場所はキクウィトの住人たちであふれていた。彼らはぞろぞろと列をなして森にやってきていた。これは長年にわたって毎日のように繰り返されてきたことなのだ。森に行けば必ず、木の棒とキャッサバと水差しを手に、まるで海水浴場であるかのように裸足でぺたぺたぱたぱたと歩くキクウィトの住民と出会う。それどころか、家族全員で森に住んでいる人たちさえいた。

「われわれは、森は人気のない寂しい場所になっているものと思っていたのに、とんでもなかった！」と、ドン・ノア。「ジャングルは人でいっぱいだった。みんな、炭焼きをしたり、畑を耕したり、狩りをしたりしていた。キクウィトの町は、日中は人口が減るんだよ。みんなジャングルに出かけるからね。そして夜になると歩いて帰ってくるのさ」

「人でいっぱいの森だった」とトム・カイザックも言う。「幹線道路に立てば、とんでもなく大勢の人を見ることになるよ。みんなキクウィトから出ていくのさ。かなりおかしな状況だよね。逆向きの通勤ラッシュとでも言えばいいのかなあ。人々は森に出かけていくんだ。森の中には小さな区画があってね、そこで炭を焼く人もいる。ぼくらが罠をかけていた場所に行けば、一ダースいや二ダースくらいの人たちを見かけることになるよ」

もしエボラがほんとうに熱帯雨林の逆襲だとしたら、森にいた人たちは全員死んでいたはずである。しかし彼らはまったく健康で体調もよく体も丈夫で、二五キロを早足で歩いてポント・ムウェンベの森に通うことなどまったく苦にしていない。彼らは中央アフリカのマラソン選手だった。

みんなが予想するほど動物の数は多くなかった。ポント・ムウェンベの森にはサルもチンパンジーもいない。しかしそれは、森に出入りしていたキクウィトの住民たちがすっかり食べてしまったからだった。

そういうわけで、ジョン・クレブス、ドン・ノア、それとCDCや他の組織の動物採集班の後続部隊も、キクウィトのほんとうの住民のように森に入っていった。ただし彼らは、徒歩ではなくランドクルーザーに乗っていった。そしてジャングルの中で一日を過ごした。ネズミくらいの大きさの動物を捕まえるための罠――たいていは生け捕り用の罠――をしかけたのだ。二〇〇個ほどの罠を用意し、餌としてピーナッツバターなどを仕込み、地面にしかけて一晩様子を見る。翌日の回収では、平均して一割ほどの罠に獲物がかかっている。つまり、エボラを保有しているかもしれない野生動物が二、三〇匹ほど捕まる。その多くは、鋭い歯、牙、爪を持ち、罠の中で暴れている。金切り声を立てているやつもいる。調査の目的は、罠にかかったモンスターのせいで自分たちが死なないように注意しながら、連中の血液と組織を採取することである。

まず最初にすることは、手術着かカバーロールを着込み、靴カバー、二重のラテックス製手袋、マスク、ゴーグルを装着することだ。気温と湿度は高いが安全のためだからしかたない。次に、手袋をした手で、生きのいいけだものが入っている罠を持ち上げる。このとき注意しなければならないのは、風が吹いているなら、必ず風上に自分の背中を向けること。そうすれば、仮にその獣がエボラウイルスを空中に放出していたとしても、それが風に乗って自分の身体に吹き付けられるのを防ぐことができる。そのことを注意した上で、獲物に麻酔をかける（人はみな単調な作業にすぐに飽きて、じきに普段着のまま素手で動物を扱うようになる。そして獣をあやして抱き抱えんばかりにし、子猫を相手にするように接してしまうものだ）。

罠が小さい場合は、吸入性の麻酔薬を浸したガーゼか綿を入れたビニール袋に罠ごと入れればいい。しかし罠が大きすぎる場合は、罠を揺すって獣をビニール袋の中に落とし、袋を食い破って逃げ出す前に麻酔が効くことを祈るしかない（「この作業の間は、自分が麻酔薬を吸入してしまうことをできるかぎり防ぐように注意すること」と、ＣＤＣの公式ガイドラインにはある）。

獲物をおとなしくさせる第三の方法は注射である。「大型動物や爬虫類にそれぞれ異なる麻酔薬を打ち込むために注射器は携帯している」とジョン・クレブス。「だけど、注射器を使うときは、注射器を使っているということを全員が十分に意識する。一人ひとりが、注射針に気をつけるようにと、互いに注意しあうんだ」

　これで動物は眠ってくれる。仲間内では、「麻酔眠」に入ったなどという言い方をする。ともかく、いよいよ採血したり、解剖して組織標本などを採ることができる。解剖する場合は、電動式呼吸マスクを装着し、ちょっと離れた場所から送られてくる空気を吸ったほうが賢明である。

「呼吸マスクの余禄は、顔にハエがたかるのを防いでくれることだね」とクレブス。「ああいう仕事をするときは、これがじつに大事なことなんだ」

　さてそこで、死んでいる獣を仰向けに寝せて、解剖用のはさみで切り開き、殺菌した先端の丸い鉗子で目的の器官の一部あるいは全部を取り出す。横で控えている別のメンバーがそれを受け取り、ラベルを付けた瓶に標本を入れ、すぐに氷で冷やす。最終的にアトランタに送り届けられるまでの氷リレーの開始である。

　これはチームワークを要する手術であり、木陰に置いた仕事机を全員が囲み、てきぱきと自分の仕事をこなしてゆく。標本は汚染されないよう純粋に保つことが重要なため、殺菌処理が徹底される。すべてに、通常の殺菌処理を施す。使用した道具、標本が触れたものの表面、そして罠も、使用するたびに洗浄される。ときにはすべての作業を終えるのに予想以上の時間がかかることもある。クレブスとその一行がジャングルに入った初日も、日が暮れた後もまだ森に残っていた。

「アフリカでは、陽が沈むとなるとあっという間に沈んでしまい、すぐに真っ暗になるんだ」とクレブスは回想する。「最初はそんなに時間がかかるとは思わなかったから懐中電灯を用意していなくてね」

そして、「もっとも、無事に帰ってこられたし、ぜんぜん危なくはなかったけど」と付け加えた。「それでも、最初の晩はちょっぴりどきどきしたよ」

アトランタに届いたキクウィト標本は、冷凍庫に収められて検査の順番がくるのを静かに待つことになる。標本の数はすぐに千のオーダーになった。待ち時間は長くなりそうだ。しかし、過去には、長い待ち時間がかえって功を奏した例もあった。

一九七七年、セントエリザベス病院で一九六五年七月に起きた肺炎の流行に関与した病原体が、アトランタの最後の頼みのラボの冷凍庫に一二年近く埋蔵された後、解凍され蘇らされた。それともう一つ、一九六八年七月という日付が付された標本、ミシガン州ポンティアックの保健所職員一〇〇人のうちの九五人が原因不明の呼吸器障害に倒れたときの標本も解凍された。同じ謎めいた病原体がまたもや徘徊しだしたのだ。しかし今回は、CDCの研究員の手でそのけだものに名前と番号が付けられた。

時期はまたもや真夏、それも前の二回と同じ七月だった。その病原体はとあるビルへの侵入を選択した。手口は前回と同じである。復帰場所はフィラデルフィアのベルヴュー・ストラトフォード・ホテル、そこで開かれた米国在郷軍人会年次総会に出席していた面々に猛威を振るった。一九七六年八月二日の時点で一五〇人が肺炎に似た病気に罹っており、二〇人が命を落としていた。犠牲者の大半は高齢者だった。最初はインフルエンザに似た症状から始まり、高熱、悪寒、筋肉痛、頭痛へと移行する。空咳、腹痛、下痢もよく現れる症状だった。奇妙な偶然の一致だが、この事件が起こったのは、ザイールのエボラ川から遠くないヤンブクという町で、やはり正体不明の病気がはじめて発生した時期とまさに同じだった。二つの病気の総合的症状は、フィラデルフィアで発生した病気の唯一の標的である在郷軍人の患者には出血が見られないことを除けば酷似していた。

ほどなく全米の人々は、国旗にくるまれた棺が墓穴に下ろされ、古風な制服を着た兵士が市内を行軍し、白衣を着た研究者が首を振りながら「病気の原因が何なのかまだわかっていません」と語る場面をテレビで見ることになった。ふだんは堅実で穏健な医学誌までが、「恐ろしい謎の」病気が「爆発的に流行」しているといったような記事を書き立てた。

そのほかにも、病気の原因をめぐって奇怪至極な噂が流布しだした。最初の犠牲者の何人かの組織標本からニッケルの痕跡が見つかったことから、病気の原因はニッケルの毒素だという噂が広まったのだ。ワシントン在住のコラムニストであるジャック・アンダーソン――それほど信頼できる医療ジャーナリストではない――は、狂った毒殺犯が野放しになっているという記事を書いた。動機は不明だが、そいつが問題のホテルの空調用換気口に致死量のニッケルカルボニルをまいたというのだ（発見されたニッケル沈殿物は実際には死後に付着したもので、検死解剖の際に手術用器具から剝離した少量の金属だった）。

魔術《マジック》までもが事件の背景に参入した。CDCの疫学調査チーム――全部で二五人が投入された――が、ベルヴュー・ストラトフォード・ホテルでは在郷軍人会の会合があるちょうど一週間前に魔術師の会合が開かれていたことを知ったのだ。調査の期間中ずっとそのホテルに滞在していたCDCのデイヴィッド・ハイマンは、その魔術師協会の責任者を捜しだし、スモーク、スチーム、臭いなどを使用する新方式のトリックの実験をしなかったかどうか厳しく問いつめた。しかし、彼らは昔ながらの魔術を演じただけだったことがわかり、その線での捜査は無駄骨に終わった。みな、原因の究明をあきらめ始めていた。CDCのビル・フォージは、ある時点で、「五年、一〇年、いや二〇年たって技術が進歩すれば、在郷軍人を死に至らしめた原因がわかるだろう」と発言したほどである。

しかし、数カ月後についに病原が判明したとき、そんな野蛮な噂や憂鬱な結論はすっかり吹き飛んでしまった。在郷軍人の命を奪ったものの正体は、ニッケル毒でも黒魔術でもエボラでもなく、その他未知のウィルスでもなかった。ある種の細菌、これまで未発見だったものの、おそらく太古の昔から存在していた細菌だった。これまでその細菌は、泥、小川、淀んだ水たまりなどといったありきたりな環境で生活を謳歌していたのだろう。それどころか、すべての捜査が終了した時点で、何十年にもわたって毎年文字どおり何千人もの人たちがこの微生物のせいで命を落としてきたのではないかと、CDCは推定することになる。それらの死は、「原因がわかっていない肺炎」として片づけられてきたのだろう。

病原体の正体解明には五カ月もかかった。世界記録というほどではないが、時間がかかりすぎである。そんなに時間がかかった理由はすべてが解明された後ではっきりした。CDCの二人の科学者チャールズ・シェパードとジョー・マクデイドは、一九七六年の夏の終わりの七、八週間をかけて、在郷軍人会の標本を想像しうるすべての病原体を想定した検査にかけた。しかし、適合する病原体は見つからなかった。もっとも、首を傾げさせる結果や偽りの陽性反応はいくつか出ていたし、一つ二つ奇妙な結果も出ていた。後にジョー・マクデイドが語ってくれたところによると、「ちょっとおかしな杆《かん》状の微生物」が顕微鏡スライドにときどき出現していたという。最初にそれを見つけたのは、病気の発生からわずか数週間後の八月のことだった。

その杆状の微生物は細菌だった。しかし、それをたくさん見た研究者はいなかったし、さらに重要なのは、標本からその細菌を分離して培養することが誰にもできなかった。だから誰もが、そいつのことはすぐに忘れてしまった。病原体はウイルスかリケッチアにちがいないと決めつけていたのだ。

しかしジョー・マクデイドは、ほんとうの正体は細菌かもしれないと考えていた。生物学的検査という仕事は型どおりの結果がでるとは限らないものであることを、彼は知っていた。微生物を育てるためには多くの選択を迫られる。培地としてはヒトの組織、動物の組織、ニワトリの卵、各種の合成培地、塗抹、飛沫などさまざまなものが使えるし、染色液、テクニック、結果を得るための秘伝的な手法など、どんどん更新されている技法にも頼ることになる。これが科学と芸術の異なる点で、成果がでるかどうかは微生物の遺伝的特性だけでなく研究者の技量にも依存する場合が多いのだ。

そこで一九七六年のクリスマス休暇の期間中、検査チームの若手ジョー・マクデイドは検査のやり直しをする時間的余裕があったため、ちょっとした見直しをすることにした。まず、木製のスライドグラス入れの小箱からスライドグラスを一枚取り出して顕微鏡にセットし、焦点を合わせてみた。今回はいくつかの理由で、例の「異質な杆状微生物」がたくさん見えた。小さなコロニーがたくさん形成されていたのだ。ただし、前回調べたときから増殖していたわけではない。以前からそこにあったのに、スライドグラスの別の場所ばかり調べていたのだ。「まあ、バスケットボールのコートに四つん這いになって、顔を床から一〇センチまで近づけてコンタクトレンズを捜していたようなものといったところかな」と、彼は後に語っている。

ほかのスライドグラスも調べてみたところ、同じ杆状微生物がさらにたくさん見つかった。そこで彼は、患者から採取した抗体との抗原抗体反応を検査するための材料を得るために、その微生物の培養を試みた。今回は培養もうまくゆき、在郷軍人会の患者の抗体と強い陽性反応も出た。こいつが、五カ月前のフィラデルフィアを荒らし回った細菌だった。

CDCが保管している大量の検査用試薬にはいっさい陽性反応を示さないからには、こいつはまだ誰にも記載されたことのない微生物なのだろう。マクデイドと同僚たちはそう結論した。新しく発見された病原細菌は、在郷軍人会《リージョネラ》にちなんでレジオネラ・ニューモフィラと命名された。

そいつが眼前に姿を現したところで、セントエリザベス病院の未解決の事件が思い出された。やはり七月に同じ一つの建物内で原因不明の肺炎が発生した事件である。研究者たちはさっそく冷凍庫を開け、冷凍状態にされたまま一一年間放置されていたセントエリザベス標本の眠りを覚ました。思ったとおり、レジオネラ菌が見つかった。

その細菌は、ずっと土壌中にいたにちがいない。それが、セントエリザベス病院の工事によってかき出され、ほこりといっしょに風に乗って病院内に侵入したのだろう。ポンティアックで発生した原因不明の熱病も、状況は同じだった。セントエリザベスの件が決着した数日後、研究者たちは再度冷凍庫を開け、ポンティアック熱標本を引っぱり出した。こちらもやはり、レジオネラに対して陽性反応を示した。

そこで浮上した謎は、セントエリザベス病院とフィラデルフィアの病原体がほんとうに同じだとしたら、ミシガンでは誰も死ななかったのはなぜかということだった。ミシガン州ポンティアックでは九五人が病気にかかった。それなのに死者はゼロだっただけでなく、入院患者もわずか一人だった。

「もしかしたら、病気が通常のコースを辿る前に突然ストップしたせいで、病気が悪化せずにすんだのかもしれない」と語るのは、ポンティアック熱が発生したときに医師として調査にあたったチームの一員マイケル・グレッグである。「もしかしたら死んだ菌が原因だったのかもしれない。何かに覆われていたり、ねじ曲がっていたり、潰れていたりして、実質的には死んだも同然の細菌だったのかも。ちゃんとした在郷軍人病は、生きている細菌が原因だからね。そうだとしたら、同じ病原微生物の二とおりの状態のせいで臨床的に異なる二種類の病気だったということになる」

マクデイドと同僚たちは、病原菌の正体解明に手間どった理由を突き止めている。この細菌はかなりのへそ曲がりで、たいていの細菌が増殖する培地での増殖を拒否するのだ。レジオネラ菌は真っ暗闇を好む。水道管や冷房装置のダクトの中などである。そのせいで、通常の細菌培養の条件下では増殖させられなかったため、こいつはウイルスにちがいないと決め込み、ウイルスとして培養しようとしたのである。具体的には、ウイルスの増殖を妨げる雑菌の増殖を防ぐために培地に抗生物質を加えたのだが、それが逆に、病気の原因だった当の微生物を殺すことになった。

マクデイド、シェパードほかCDCの研究員たちは、ついにこれらの事実を解明してレジオネラ菌を同定し、複数の医学ミステリーをいっぺんに解決した。そのなかには一〇年以上も前の謎も含まれていた。そして彼らは、未知の病原体の検査方法についても新たな知見を得た。感染症研究史における大きな進展が一挙になされたのだ。

二人が死亡したロッキー山紅斑熱のほうは進展がなかったのだが、CDCに新しい研究施設の建設を考える気にさせたというプラスの効果はあった。世界最悪の病原体が最後の頼みのラボたるCDCに否応なく送り込まれてくるとしたら、CDCには、少なくともそういう病原体を安全確実に保管することを主目的とした別棟の独立した施設があってもいいはずである。

ＮＩＨのお下がりでカール・ジョンソンが使っていた例のあの施設は、彼の管轄下ではこれまでずっと安全で安心な実験室ではあったが、彼に言わせれば「当座しのぎの施設」だった。「毎年のようにレベル４クラスの安全基準を要求する新しい病原体が出現するご時世では小さすぎるしね」

旧知の病原体も相当な脅威のもとだった。天然痘のように、地球上から根絶されたものにしてからがそうだ。天然痘根絶チームは、計画達成後も、世界のどこかに天然痘ウイルスが再び出現する可能性を考慮していた。これは決して誇大妄想的な心配ではない。それは、考えうる可能性をすべて列挙したことでますますはっきりした。たとえば、これまでウイルス保有者としては知られていなかった動物から出現することだってありうる。あるいは、ある考えから天然痘ウイルスを隠し持っていた個人なり機関がわざとウイルスをばらまくかもしれない。いちばん心配なのは、安全基準を満たし許可を受けている研究所のような保管施設から何らかの事故でウイルスが漏れ出ることだ。

一九七八年、地上から天然痘が根絶されて何カ月もたった時点で、そういう事故が実際に起こった。英国バーミンガム大学医学部で働いていた写真技師が、天然痘に感染して死亡したのだ。これはたいへんなスキャンダルになった。生物学の実験施設は安全だとされているのに、その女性写真技師は、階下の天然痘研究室から漏出したウィルスに感染したのだ。

問題の研究室は、建物内のほかの場所から物理的に封鎖されていることになっていた。大型動物天然痘研究室の一角には二メートル四〇センチ四方の小さな密閉室が設けられ、陰圧装置によって中の空気が外に漏れないようになっていた。それに加えて、事故によるウィルスの漏出と感染を防ぐためにあらゆる種類の安全指針と安全対策がとられていることになっていた。ウィルスを扱う実験は小部屋内の安全キャビネットの中で行なうことになっていたし、白衣は使用後ただちに高圧滅菌処理し、使用済みピペットは殺菌液内に完全に浸したうえで廃棄することになっていた。天然痘研究室の室員と、この研究室と少しでも関係のあるスタッフは、全員が定期的に種痘を受けることにもなっていた。

しかし、こうした安全指針や手続きは、慣例として無視されていた。必ずしもすべての作業が安全キャビネット内で行なわれていたわけではなく、動物天然痘研究室内の密閉されていない場所で行なわれることもあったのだ。白衣の滅菌処理は、毎日ではなく一週間に一回だったし、使用済みピペットが殺菌液の外にあふれでていることもしばしばだった。

実験室は完全に隔離されているというのも建て前だけのことだった。天然痘実験室のドアを開けるたびに空気は外に漏れ出し、動物天然痘研究室内や隣のセミナー室、そして廊下にまで流れ出していた。最悪だったのは、実験室から漏れ出た空気が、動物天然痘研究室と上階の写真技師のオフィスをつないでいる換気ダクトに侵入していたことである。空気の流れに乗って人知れず漂い拡散するウイルスにとって、それだけのルートがあれば十分だった。自分では動けないウイルスは、人間の不注意な行動によって助けられたのだ。これは、感染症の歴史において幾度となく繰り返されてきたことでもある。

この事件が語る教訓ははっきりしている。人間のミスと安全手続き上の致命的な怠慢をカバーする鉄壁な防護策はないし、どんなにすばらしい実験施設であろうと人間の手でたやすくだめにされてしまうということだ。だが、絶対に安全な実験施設は作れないにしても、できるかぎりミスを防止した隙のない施設を作ることは可能である。CDCが計画した、最大限の封じ込めを実現する実験施設の設計思想がこれだった。

それは、自律した清潔な場所であり、立ち入り制限を設け、リモートコントロール式有線カメラで監視された難攻不落の独立した建物となる。その中の、生物のいない密閉された人工的環境で働くスタッフも高度の訓練を受けた者だけで、しかも宇宙服のような気密服着用である。アトランタの大地に固定された潜水艦か宇宙船のようなものと考えればいい。許可なしの立ち入りは禁止である。中に保管されている病原体を許可なく持ち出すことも禁止だ。それはそこに封じ込められた小宇宙であり、しかも最高に衛生的な場所となる。

実際にそのような施設が実現した。実現の可能性が微かに見えてから、わずか一〇年ほどしかかからなかった。お役所仕事としては悪くない。15号館、すなわちウイルス・リケッチア病研究室は一九八八年についに完成したのだが、不思議な外観をした独特の場所だった。まるで映画『2001年宇宙の旅』に登場する宇宙ステーションみたいで、ちがうのは回転しないところだけだった。レベル3の実験室は一一室で、どれもみな明るくてきれいで、手術室並の清潔さである。最高度の封じ込め施設であるレベル4の実験室はそれだけが別の翼に収まっていて、宇宙飛行士のように宇宙服を着てエアロックをくぐり抜けて入室するようになっている。

CDCの15号館はこれ以外の形では存在しえない施設であり、約束の地である。実験室界のグランド・ハイアット・リージェンシー・ホテルなのだ。これ以上の施設は望むべくもない。

10 「新興感染症」という皮肉

　ＦＢＩやスコットランドヤードよろしく、ＣＤＣも犯罪捜査に従事している。死の連鎖を逆に辿って殺人微生物を突き止めるのは、まさに真犯人を捜し出す医学的犯罪捜査にほかならない。犯罪者が目に見えないほど小さいため、これは挑戦意欲をかき立てる捜査でもある。それに比べれば、警察の通常の捜査は単純明快である。殺人事件の捜査は、容疑者リスト、物的証拠、目撃証言、アリバイなどを集める。そして、ご存じのように、手段、機会、動機がそろっていることが証明可能で、指紋、血痕、足跡などの物的証拠で犯罪と結び付けられる人間がいれば、それが犯人である。しかし、微生物にも手段や機会はあるし、人間に対して犯罪を犯す動機だってある。連中が使う殺人手段は感染である。相手の体内に物理的に入り込んで内臓を乗っ取り、しばしばその中で増殖までするのだ。微生物が犠牲者と接触したときが感染の機会であり、空気感染の場合は空気が接触の機会を取り持つ。最後の動機は、単純に生存のためである。それこそが微生物の生き方であり、攻撃目標となる新しい宿主を見つけることが使命なのである。

したがって微生物犯罪の調査とは、現場に赴いて証拠を篩《ふるい》にかけることである。ときに調査の過程は、ちょっと似すぎているせいで不安になるくらい探偵小説と酷似している。

トニイ・ヒラーマンのミステリ小説に登場する典型的なシーンでは、ナヴァホ・インディアンでアリゾナ州ウインドウ・ロックのナヴァホ族警察の警官ジム・チーが犠牲者の家に車を走らせ、手がかりを求めて家捜しをする。その家というのはたいていが赤土の台地《メサ》の上に停めてある赤錆びたトレーラーで、その裏手には、突然の暴力がその生活に入り込むまではインディアンが孤独だが平和に暮らしていた疎林が広がっているという設定である。その後の展開は、検死解剖、親戚や友人たちのあいだを回っての聞き込みと続き、ときには犯罪の再現もある。そしてある段階で捜査陣は部族の年長者を訪ね、彼らの昔からの口伝から事件と関連のある貴重な一節が披露される。

四つの州が一点で接するフォー・コーナーズ周辺での、カーチェイスやあてのない追跡劇があり、モニュメントヴァレーを真夜中に馬で駆け抜けたりするシーンや、美しい砂漠に岩、山々《ビュート》、直立する一枚岩《モノリス》などがぽつんぽつんと点在する様が語られる。お約束の嘘情報、策略、牽制などがちりばめられるほか、あと何人かが殺されたところで、ついに正義が下され——昔の部族の習慣やタブーによって突然のまったたがかけられる——犯罪者が同定されて逮捕される。

一九九三年五月一四日に、現実の世界でもそれと同じことが起こった。一九歳で元気溌剌なマラソン選手だったナヴァホ族の青年メリル・バヒーが急死したのだ。それも、ウインドウ・ロックの東三〇キロほどのところにあるニューメキシコ州ギャラップ近くの砂漠を車でぶっ飛ばしていたときに息をあえがせて謎の死を遂げた。

メリル・バヒーはトレーラー暮らしだった。

トレーラーでいっしょに暮らしていた婚約者も、その数日前にやはり何の前兆もなしに息苦しそうに空気を吸い込みながら死んでしまっていた。メリル・バヒーは、その婚約者の葬儀に向かう途中で変調をきたした。

その数日後、アルバカーキーにあるインディアン公共医療サービス機関の調査員がバヒーのトレーラーを尋ね、手がかりを求めて家捜しをした。ちなみにその調査員も、チェロキー・インディアンだった。

調査員の名前はジム・クリーク。

ジム・クリークがトレーラーのドアを開けて中に入ると、人間が暮らしていたことを物語るありきたりながらくたが目に入った。服、汚れた皿、残飯などである。彼は分析にまわすためのさまざまな試料を採取した。異常に大量のネズミの糞もあった。彼は手袋、マスク、ゴーグルなどを装着していなかったが、その糞も試料として採取し、検査室に持ち帰った。

これが、フォー・コーナーズ周辺での予期せぬ謎の連続死調査の始まりだった。それから四週間のうちに、よく似た症状で一二人が死亡することになる。犠牲者の多くはナヴァホ・インディアン居留地内に住むアメリカ先住民だった。その居留地は、六万平方キロ、マサチューセッツ州のおよそ二倍もある広大な地域である。

疫病が拡大を開始した。新しい患者はテキサス、カリフォルニア、オレゴンなどで発生し、不思議なことにアメリカ先住民が何人か含まれていた。

その一人、ノース・ダコタ州フォート・トッテンに住む一四歳の少年はデヴィルズ・レイク・スー族の一員だった。そこはグランド・フォークスの西一六〇キロほどの場所で、フォー・コーナーズははるか遠くだった。少年が地区の診療所を訪れたとき、熱が三八度三分もあり脈拍は一二〇で、肺からは異常な呼吸音が聞こえた。少年は肺炎と診断され、さまざまな薬を与えられて家に帰された。

しかし少年はその日の午後に再び診療所を訪れた。熱がさらに上がり、脈拍も増えていた。今回は、抗生物質の筋肉注射を受けた。

翌日になると症状はいくらか改善したのだが、その次の朝、すなわち発症から三日目に自宅で倒れ、地区の救急治療室に運び込まれた。公式報告書には次のように記述されている。「患者は蒼白で、粘膜が乾いていた。唇、指、爪が青ざめていた……酸素濃度八六パーセントの酸素マスクを装着……到着から二〇分で心拍停止状態になったが、蘇生に成功。しかしその四五分後には心拍数が異常に低下し、蘇生を試みたが成功しなかった」

その病気は、正体が何であれ、異常なほど急速に衰弱させて病状を悪化させるものだった。しかも、アメリカ先住民を異常に好んでいるかのようだ。まるで、理由はわからないが先住民に照準を合わせている悪夢のような病原体である。ナヴァホ族は、早死には悪行の報いと考える風習があり、ファーストフード、MTV、ビデオゲームなどといった白人の悪徳を受け入れた罰かもしれないと考えた。もしそうだとしたら、自分たちを苦しめている病気の治療は科学の範疇にはないことになる。「西洋医学には限界がある」と、ナヴァホの族長ピーターソン・ザーは語る。

そうではあるにしろ、CDCは三週間を経ずして犯人の微生物はハンタウイルスであると同定し、さらにその二週間後にはウイルスの保有動物を見つけていた。シロアシマウスという齧歯類だった。そしてほどなくCDCは、この病原体にさらされる危険を減らすための指針をまとめ、『罹病死亡率週報』に掲載した。この広報誌は、全米の公衆衛生局に送付されている。

このフォー・コーナーズ周辺での出来事は、ＣＤＣの記念碑的な事件になった。作戦は記録的な早さで遂行され、しかもいっさいの滞りがなかった。ＣＤＣは、この事件でその実力のほどを見せたように、職務を黙って首尾よく遂行するために完璧にしつらえられた官僚機構であるかのような様相を見せたのだ。

皮肉だったのは、ＣＤＣが病原体の正体究明に成功すればするほど、それは不吉な徴候、いずれ「新興《エマージ》」する「新種」の病気が手を付けられないほどの大流行をする予兆と見なされたことだ。しかし、ＣＤＣが取り扱う微生物や病気の大半は、いかなる基準でも「新種」ではない。在郷軍人病にしても新種などではなかった。それははるか昔に「新興」したもので、在郷軍人たちが一九七六年にフィラデルフィアで病気に罹るよりもずっと前、ミシガン州ポンティアックの保健所職員が一九六八年に不調を訴えるよりも前、セントエリザベス病院の入院患者たちが一九六五年七月に肺炎で死亡し始めるよりも前のことなのだ。この災疫は、疾病史の最初の最初まで遡るし、その原因となる微生物にしてもそうだ。「細菌の新種というのは、研究者にとっては初顔という意味でしかない」と、レジオネラ菌を発見したジョー・マクデイドは言う。「同じ細菌が、一九四七年に、発熱性の呼吸器疾患を患った患者の血液を接種されたモルモットから分離されていたんですよ」

以前に発生した病気は、証明が難しい。検査にかけられる血液や組織の標本が保存されていないことが多いせいである。ところが後の発生例は時計のように正確に出現しており、在郷軍人病はほどなく世界中に「新興」した。

しかし、「新興」したと言えるのは、疾病探偵がいまや迅速な診断検査法を手にしていることと、検査技術と検査器具、保管されている膨大な試薬が発生時期と発生場所をたやすく教えてくれるからにほかならない。大幅に向上した診断能力が、新しい病気がまるでショッピングセンターが新設されるように世界中でぽんぽんと発生しているという誤った印象を与えるのだ。ほんとうの意味で新しいのは、そういう病気を同定できる迅速さと簡便さなのである。

たとえばハンタウイルスなどは太古から存在する微生物であり、西暦九六〇年という時点ですでに大発生を引き起こしていたと考えられている。もっとも、この名前自体――最初の名前は「ハンターンウイルス」――は一九七八年に命名された。この年、韓国の漢江《ハンターン》という川の畔に駐留していた二〇〇〇人のアメリカ軍兵士のあいだで大発生し、一二一人が命を落としたのだ。しかしこれとよく似た病気はそれ以前にも、一九三四年にスウェーデン、一九一三年から一九三五年にソ連など、何回も発生していた。この症候群はヨーロッパ北西部ではざらで、一九七七年から一九九五年の間に、フランス北東部だけでも五〇五例が記録されている。

「一般に、新興の病原体とされているものは、ほんとうのところ新しいものではない」と、パストゥール研究所のウイルス学者ベルナール・ル・グエノは言う。「新種のウイルスのように見えるものも、ふつうはもう何百万年も存在してきたウイルスなのだ」

つまり「新興感染症」が増えているのは、主に、これまで解決されていなかった医学上のミステリーを解き、これまで突き止められていなかった微生物の犯人を発見することにCDC自身が成功する迅速さが増大したことによって育まれた幻想なのだ。昔からあるのにこれまで正体がわかっていなかった病気を引き起こす病原体を同定するCDCの技量が増せば増すほど、まるで攻撃の機会を狙っている大量の新興微生物が力を結集させ、「来たるべき災厄」を人間にもたらす準備を整えているかのような印象をいっそう強くするとは、皮肉な話ではないか。

別の言い方をするなら、CDCが成功を収めるほど、この世に存在する病気の数がますます増えたように見えるということなのだ。

しかし事実はちがう。ほぼすべての基準から見て、世界中の人々の健康状態は着実に向上している。平均寿命は、世界中すべての民族で増加している。幼児と子供の死亡率は、先進国でも開発途上国でも低下の一途を辿っている。世界の人口は相変わらず増加しており、少なくともここ二〇年では、なんとアフリカが最大の増加率を示している。しかし、

〝健康〞の流行が「ニュース」と見なされることはない。

ゲイリー・モーピンがキクウィトに到着した頃には、エボラは明らかに終息しつつあった。六月の終わりには、一日当たりの死亡者数はわずか一人か二人になっていた。死亡者ゼロという日もあった。ピークを迎えていた危機を相手にピエールとフィリップが奮闘していた頃の一日当たり一〇人とか一二人という死亡者数と比べると嘘のようだった。

ゲイリー・モーピンは昆虫学者だった。彼はコロラド州から駆けつけた。それまでの二四年間、フォート・コリンズにあるCDCの出先機関で働いてきたのだ。彼は一九七〇年にコロラド州立大学大学院を修了し、その三日後に昆虫学と医動物学の修士号を手にCDCに加わり、現在に至っていた。彼がCDCで担当してきた病気の一つは腺ペストだった。

腺ペストは、西洋医学が収めた成功譚の一つである。一三〇〇年代にヨーロッパ大陸を黒死病つまりペストが席巻したとき、人口のおよそ三分の一、すなわち二〇〇〇万から三〇〇〇万人が死亡した。それが二〇世紀には、ヨーロッパと合衆国からほぼ根絶された。それでも完全に根絶されたわけではなく、北アメリカ南西部では平均して年間一〇例の腺ペストが発生している。「一九八三年には四〇例の発生があり、これが近年では最高」だとゲイリー・モーピンは語る。

腺ペストの原因は、ノミの腸内に宿っている細菌である。その細菌はノミからさまざまな齧歯類、たいていはネズミの類によって運ばれるのだが、ウサギ、リス、プレーリードッグ、マーモットのほか、飼いイヌやネコによっても運ばれる。モーピンは、ワイオミング州シャイアンで発生した腺ペストを調査したことがある。上顎リンパ節が腫れ上がって――腺ペストの症状――動物病院に連れてこられた飼いネコから、獣医助手が病気をうつされたのだ。そのネコは呼吸が困難な状態で、獣医助手の女性はネコの顔に自分の顔を近づけて、ネコの気管を広げてやろうとしていた。そのとき、ネコが女性の顔に向かって突然咳をして、間もなくその女性も腺ペストを発症した。

腺ペストは抗生物質で治療可能で、その患者も何の問題もなく回復した。後にモーピンは、病原体の出所を追跡し、ネコの飼い主がシャイアンの東に所有する二ヘクタールの土地にすんでいるジリスまで辿り着いた。CDCに在職してきた二四年間、モーピンは西部一帯を回り、都市や田舎などあらゆる環境で無数のノミ、ダニその他の虫を採集していた。しかし、その間に目にしてきたことは、キクウィトで目にすることの心の準備にはなっていなかった。

ジョージ邸に移る前に数日間滞在したクウィル・ホテルにいた雑多な虫など問題ではなかった。なにしろ彼は昆虫学者なのだ。

「ぜんぜん気にならなかったよ」とゲイリー・モーピン。「夜、耳を蚊に喰われたのにはちょっとまいったけどね」

ジョージ邸に移動後は蚊帳の中で寝たので、蚊に喰われる心配はなくなった。ジョージ邸で慣れるのに時間がかかったのは、朝の交通渋滞だった。

「あそこでいったいどれだけの活動が進行中なのか、さっぱり見当もつかなかったなあ」とモーピンは語る。「哺乳類の捕獲、病院での仕事、診療所での仕事、昆虫班。日中は、全員がそれぞれ別々の目的と別々の義務と活動に従事していた。朝は、その全員がそれぞれ目的の場所に行かなければならなくて、時間も辛抱も不足してしまうんだ。車が足りなくて、人間が多すぎるせいでね」

狂乱状態の混雑は、森に入ってもたいして変わらなかった。かの有名なポント・ムウェンベの森である。そこには、「人が何百人もいた！　薪を集め、パパイヤ、バナナ、キャッサバ、キャッサバの根、イモ、キャッサバの葉、その他食べられるものすべてを収穫していたよ」

もう一つの驚きは、ウイルス爆心地であるガスパール・メンガの炭焼き場には虫があまりいなかったことだった。

「われわれは、指針症例とされる人物の活動範囲をくまなく調べた。炭焼き場や小さな畑を、ダニその他、病気の感染に関与しうる外部寄生虫を捜してね。地面の穴も全部調べてみた。お目当てのダニを捜すために、縦横一メートルの布を地面の表面に広げて引きずってみた。とくに道沿いや、耕作地の縁みたいな人間の活動が集中する空き地を集中的に。木の穴も調べたよ。まあ、木登り用の道具を持っていなかったんで、倒木中心だったけどね。でも、ダニは一匹も見つからなかった。すべてが白だった」

実際の話、モーピンが見つけたダニは、キクウィト市内とその周辺にいた野生動物と家畜についていたダニだけだった。生態班は、虫を捜しているという伝言を広めた。ダニを買い取るつもりだと。ダニ二〇匹で五セントくらいと宣伝したところ、使えるくらいの量のダニが集まった。

「地元民が見つけると、われわれが虫を買い取った」と、ドン・ノアは語る。「連中は自分たちのイヌを連れてきて、そのイヌから採ったダニをわれわれに売るんだ。一匹のイヌから二〇〇匹のダニが集まりましたよ」

一匹のセンザンコウには二二匹のダニがついていた。ヨシネズミ一匹にはダニが六匹、ジャコウネコ一匹にはダニ二匹といったぐあいだった。

ナンキンムシもいた。赤茶色をした小さな卵形の昆虫で、人間の血を吸って生きている。ナンキンムシがエボラを媒介するというのはありうる話だった。とにかくその頃には、キクウィトの人たちは、エボラ患者とは同じベッドで寝ないことを学んでいた。ナンキンムシがハエと同じくらいたくさんいるキクウィトの民家で、エボラ患者とベッドを共有したいとは思わないだろう。

民家は、たいていコンクリートブロックか泥か小枝で作られていた。その中に子供や動物が同居し、ときにはニワトリが塒《ねぐら》にしていたりもする。室内には木製の家具がいくつかある。テーブル、椅子、ベッドが一つか二つといったところだ。ベッドの枠は木製がふつうで、十字に渡された張り板の上に竹の繊維かヤシの葉製のマットが敷いてある。マットをシーツか毛布が覆っていることもある。日中、ナンキンムシは木枠の穴や隙間に潜んでいる。そして夜になると這い出してきて、寝ている人の血を吸うのだ。

そこでゲイリー・モーピン一行は民家の中に入ってナンキンムシを捜した。たいていの室内はとても暗かった。それでもナンキンムシは簡単に見つかった。

「なすべきことは、ベッドフレームをつかむこと。室内にある木製のベッドフレームを持ち上げて、外の日差しの中に持ち出すんだ。あとはベッドフレームからナンキンムシをつまみ採るだけ」とモーピンは説明してくれた。「ときには、飽きた時点で採集を止めたものさ。だって、全部取り尽くすなんて土台無理だからね。一軒から少なくとも一〇〇匹は採ってくれって、チームのメンバーには頼んでおいた。それ以下しか採れないってことはめったになかったがね」

最終的にゲイリー・モーピン率いる昆虫班は、キクウィトの民家から九〇〇〇匹のナンキンムシを採集した。


キクウィトで展開されたすべての活動のそもそものきっかけは、エボラウイルスという、化学物質が紐状に結合しただけの微小な高分子だった。ところがこの世に存在するほとんどすべてのものが高分子であり、普通の人は毎日何兆という無数の高分子構造体と接しており、それでも何の障害も生じない。空気の中にも、煙からスモッグ、風に漂うタンパク質、微小な結晶、金属薄片、油滴、珪素化合物、岩屑、風に舞うビタミン、綿毛などなど、高分子化合物が満ちている。漂泊漂流している高分子の量たるや膨大である。そしてそれ以上に、空気中は想像するだに身の毛のよだつような微小生物体で満ちているものと思われる。細菌、酵母、花粉粒子、胞子、菌糸、微小な虫などである。あなたも、毎日この瞬間にも呼吸をするたびにそうしたものを吸い込んだり吐き出したりしているのだ。しかも、まったく意識せずに。

さてそこで、エボラ分子のどこが特別なのだろうか。エボラウイルスの構造は、金属片よりははるかに複雑だが、花粉粒子よりは単純である。大きさだけをとっても花粉粒子は最大のウィルスよりも大きい。それどころか、花粉粒子に感染するウィルスまでいるくらいだ。そこで謎なのは、そんな小さな高分子が、人の体内に入り込むや内臓をどろどろにしてしまう能力をなぜどのようにして獲得したかである。

この謎をめぐる調査もCDCにおいて行なわれ、一九九五年の春、ちょうどキクウィットでエボラウイルスが猛威を振るっている頃、謎解き劇の四人の主役、C・J・ピーターズ、アンソニー・サンチェス、ピエール・ロラン、トム・カイザックが、フィロウイルスすなわちマールブルグウイルスとエボラウイルスに関する科学論文を共同執筆中だった（このほか、一九六〇年代末にマールブルグウイルスを最初に研究したフレッド・マーフィーが、第五の共著者として加わっていた）。論文の題名は「フィロウイルス科――マールブルグおよびエボラウイルス」で、ハーヴァード大学のバーナード・フィールズ編集のウイルス学に関する知見をまとめたバイブルとも言うべき『フィールズ・ウイルス学』の一九九六年版に発表されることになった。

それはもちろん、研究の到達水準をまとめることを意図した論文である。しかし、いまだ未知の部分が多いことに驚かされる内容となっている。「いまだにわれわれは、フィロウイルスが自然界でどのように維持されているのかを知らない」と、著者たちは書いている。「一般に、ヒトの指針症例や、ヒト以外の輸入された霊長類の指針グループを特定することは可能だった。しかし、それらの感染源はいまだに謎のままである。……マールブルグおよびエボラウイルスが細胞に侵入する様式はわかっていない。……マールブルグおよびエボラウイルスのヒトへの感染をこれほど破壊的なものにした病態生理学的変化の起源は依然として解明されていない。……

致死的なフィロウイルス感染症では、宿主は重いウイルス血症で死亡し、免疫反応がなされる証拠は一般に得られていない。……免疫反応が起こらない理由はわからない。……フィロウイルスの感染からヒト、サル、モルモットが回復する機構はわかっていない。……

マールブルグおよびエボラウイルスの自然界における起源とその自然史は、依然として謎である」

早い話、このウイルスの自然界における保有者は誰も知らないし、ウイルスが攻撃する細胞中にどうやって侵入するのか、なぜ相も変わらず致死的なままなのか、たいていの症例で免疫システムが防御の用をなさないのはなぜなのか、免疫システムが防御に成功した例ではなぜ成功したのかなど、まったくわかっていないのだ。

暗中模索状態にあることは多い。一方、このウイルスに関してわかっている事実は、連中の驚くべき実体を明かしている。エボラウイルスという高分子と、金属薄片や油滴といった偶然の微小な産物との大きな違いは、エボラ分子は遺伝暗号を備えていることだ。その高分子化合物は、RNAやDNAの構成成分であるヌクレオチドの精緻な組み合わせなのである。塩基を含むヌクレオチドの一定の組み合わせが一つの遺伝子を構成し、その遺伝暗号が特定のタンパク質の合成を指令し、そういうタンパク質が集まって完全なウイルス分子が作り上げられる。こうしたヌクレオチド全体の配列順序は厳密に決まっていて、ウイルスの種類ごとにまったく独特なものである。その塩基配列は、自然界で唯一無二のものなのだ。

その塩基配列が人間の細胞の中でどのように機能するかが、CDCのアンソニー・サンチェスの得意分野である。彼は、マールブルグウイルスで博士論文を書いたという珍しい研究者の一人である。

サンチェスはメキシコ系アメリカ人の二世で、アリゾナ州のサフォードという、州南東部の小さな農耕集落の出身である。彼は微生物技師として出発し、フェニックスのインディアン公共医療サービスで臨床検査技師としてしばらく働いた。患者の体液や組織を使って診断用検査をする仕事である。しかしその種の仕事ではサンチェスの興味は満たされなかった。そこで彼はほんとうの研究者になり、微小な高分子化合物がさまざまな機能をこなす仕組みを発見する仕事に就く決意を固めた。それからいろいろなことがあり、二八歳になっていた一九八一年には、アトランタのCDC特殊病原体部で微生物学者として働いていた。その一方で彼は、ジョージア州立大学から分子遺伝学で博士号を得ようとしていた。フィロウイルスすなわちマールブルグウイルスとエボラウイルスをやりたいと思ったのは、少なくとも試験管の中ではおとなしくて扱いやすいウイルスだからだった。

「最初から私は、なんとなくずっとフィロウイルスに魅せられていました」とサンチェスは語る。「とても高濃度に増殖して精製もしやすいという特徴にね。研究者がやろうとすることに対して、とても協力的なウイルスなんですよ。それに、きわめて病原性が強いという評判にも、少しだけ心ひかれました。そんなことで、もう一二年もこのウイルスを扱っているわけです」

彼が行なった仕事の一つは、一九七六年に発生したエボラ・ザイール型ウイルスの最初の六つの遺伝子の塩基配列を同定して発表したことである。（エボラウイルスには全部で七つの遺伝子があり、七番目の遺伝子はロシアの研究グループが塩基配列を同定した）フィロウイルスのゲノム——すべての遺伝子を含む塩基配列の総体——は、ウイルスにしてはかなり長い。ゲノムの長さはキロベース（塩基一〇〇〇個分）という単位で測られる。狂犬病ウイルスなどは一二キロベースという長さだが、フィロウイルスは一九キロベース近くある。つまり一万九〇〇〇個の塩基で構成されているわけで、エボラウイルスという一個の高分子にはかなり大量の情報が詰め込まれていることを意味している。

サンチェスは、エボラウイルスの個々の遺伝子を使った実験を行なった。ゲノムの中から一個の遺伝子を取り出し、さまざまな培養細胞に挿入してみたのだ。これは、ある遺伝子の機能を調べるために行なう、分子生物学の標準的なテクニックである。特徴がわかっている培養細胞に遺伝子を挿入することで、その遺伝子に組み込まれている指令どおりのものを細胞に合成させるのだ。

エボラウイルス遺伝子の一つは、ウイルス粒子を包む膜すなわち外皮《エンベロープ》の合成を指令するものだった。エンベロープは、ウイルスが宿主の細胞と物理的に接触する部分にあたる。このエンベロープには、棘や突起が林立しており、表面から突き出たこの棘が、細胞表面の分子構造とぴったり適合する。

「この表面の棘が細胞の分子に付着して、ウイルスの細胞内への侵入を可能にします。ですからこれはとても重要な構造です」とサンチェスは説明する。「われわれは、棘の構造を指定する遺伝子に関してとても奇妙なことを見つけました」

サンチェスが発見した「とても奇妙な」振る舞いとは、一つの遺伝暗号が二つの機能を果たしていることだった。つまり、一個の遺伝子が二種類の異なる遺伝子産物の合成を同時に指令しているのだ。これは、一遺伝子一タンパク質という分子生物学の大原則を犯す振る舞いである。エボラウイルスの糖タンパク質遺伝子からは〟異なる二種類の産物〟が生産される。一つはウイルスのエンベロープ上に生えている棘状の突起物、もう一つは液状の糖タンパク質で、これはウイルス粒子の構造物とはならない。ウイルス粒子の外に流れ出て、何処か知れないところに移動してゆくのだ。

サンチェスは、エボラウイルスの遺伝暗号が二重の指令を発するという離れ技を達成する仕組みもつまびらかにした。同じ遺伝暗号が、二度読まれてコピーされるのだ。「編集すなわちフレームシフトが行なわれる」前と後に一回ずつである。同一の遺伝配列が、まず、ある地点から一回読まれ、次にちょっとずらして別の地点からもう一回読まれる。その結果、読み込まれる塩基配列の順番は異なることになり、その産物も異なる。

「エボラウイルスは、限られた塩基配列をすごく有効につかっているんです」とサンチェスは語る。「二種類のタンパク質を精製するために二つのフレームを使っています。この動態はとても興味深いものです」

高分子が見せるこの魔法は、ウイルスというこんなにも微小で下等な存在にこなせるとはとても思えないくらい精妙にして巧妙であり、ほとんど信じがたいほどだ。しかし、現にエボラウイルスはこの巧妙な離れ技をやってのける。それにしても、エボラウイルスはなぜこんなやっかいなことをわざわざやるのだろうか。なぜこんな余分な遺伝子産物、ウイルス粒子の外に流れ出してしまいウイルス体の一部にはならない糖タンパク質をわざわざ生成するのだろうか。こんなことをするウイルスは見たことがない。じつに不思議だ。

「こんな糖タンパク質を大量に生成するのはなぜか」と、サンチェスは考える。「感染した患者の血液中からその糖タンパク質が見つかります。何の役に立っているのでしょう。本来の宿主の体内でウイルスが存続するうえで役立っているのか？　人間の体内では、外に出ていって特殊な細胞を束ね、それをダメにしてしまうのか？　あるいは何かを阻害しているのか？

　われわれにはわかりません」とサンチェスは続けた。「わかっているのは、まだこのウイルスの仕組みを理解し始めたばかりだということです」

　それでも手がかりが一つあった。サンチェスが同僚といっしょに糖タンパク質の遺伝暗号を、塩基配列の巨大なデータベースであるジェンバンクのファイル中に収められている他の遺伝暗号と照合したところ、ある種の癌遺伝子をもつレトロウイルスの遺伝子とよく似た配列を含んでいることが判明したのだ。そのレトロウイルスの塩基配列には、免疫反応を抑える働きがあることがわかっていた。宿主の免疫システムの働きを弱め、しばしば死に至らしめるのだ。人間へのエボラ感染では、この遺伝暗号がレトロウイルスの場合と同じ働きをし、同じように致命的な効果をもたらすのかもしれない。分泌された糖タンパク質は、出動して侵入先の細胞を弱体化する先兵隊の役目を果たす化学物質なのかもしれない。

その可能性はあるが、誰にもはっきりしたことは言えない。これもまた、「まだわかっていない」ことの一つなのだ。サンチェスの上司C・J・ピーターズは語っている。「われわれは、感染した患者の身体にこの高分子がどのような影響を与えるのか明らかにしようとしています。しかしいまのところはまだ、この五年間になされた実験で判明したこと以外わかっていないのです」

新しい病気がどんどん出現しているかのように見える状況はたいていの場合は幻想である。それにしても、「説明」は必要だろう。これら奇妙な「新種」の病気は、よりによってなぜいま登場しているのだろう。

人気のある答えは、人々が牧歌的な自然の中に土足で踏み込むようになったせいで、前々からそこにあった病気を拾ってしまうというものだ。死をもたらす病原体に身をさらし、それが引き起こす病気で苦しむのは、人間が環境破壊という罪を犯したことに対する自然の報復なのではないか。人間は、熱帯雨林を侵略して森を切り払い、駐車場や商店街やファーストフード店が建ち並ぶアーケードに変えてきたではないか。その過程で、人間の代謝系とはことさら折り合いの悪い大量の新しい生物と遭遇してきたとしたら、今のような状況も少しも不思議ではないのではないか。

こういう解釈は観念的には心ひかれるものがあるが、これですべてが説明できるわけではない。たとえばフォー・コーナーズ周辺での病気流行などは、この範疇に収めようがない。最初に被害を受けたナヴァホ族は、ヨーロッパ系白人がアメリカ大陸に足を踏み入れるずっと前からその地域で暮らしていたのが第一の理由である。おまけにナヴァホ族は、自然と調和した自分たちの生き方を誇りにしてきた。彼らは自然を賛美し、神聖なものとして崇めてきた。大地を犯したり、略奪したり、冒瀆したりはしなかった。

そのうえナヴァホ族の居留地は、北アメリカ南西部でいちばん開発されていない地域である。高層ビルも国際空港も、ジャック・ニクラウス設計のゴルフコースもコカ・コーラの工場もない。居留地には轍のついた狭いダート道が交差し、人々はピックアップトラックや四輪駆動車、ときには馬の背にまたがって縦横に移動している。大半の人たちは、簡単な木造家屋やトレーラー、ホーガン——木組みを泥で覆った小さな住居——に住み、人口密度の低い赤土の砂漠の中でシンプルに暮らしている。メリル・バヒーが暮らしていたトレーラーは、総人口六五九人の町リトルウォーター近くの道路をはずれた場所に据えられていた。

どうあろうとも、フォー・コーナーズでの病気の流行は人間が自然の中に侵入し、自然の摂理を守ってひっそりと暮らしていた気だてのいい病原体を怒らせたせいではない。それどころか、事態は逆である。長いあいだ大過なく過ごしてきていた人間のすみかに侵入してきたのは自然の創造物のほうなのだ。

ナヴァホ族の長老がCDCの調査員に語ったところによれば、一九三三年の冬は大量の雨が降ったせいで松の実が大豊作だったという。松の実はシロアシマウスの主食であり、CDCの調査によれば、シロアシマウスはハンタウイルスの主たる保有動物である。主食が大豊作だったせいでシロアシマウスの個体数は増加し、ナヴァホ族の住居に大挙して侵入した。シロアシマウスは尿や糞といっしょにウイルスをばらまき、インディアンたちはそれと知らずにウイルス粒子を肺に吸い込み始めた。これがフォー・コーナーズで起こったことであり、ノース・ダコタでも起こったことである。

だから、そうしたい誘惑にかられたとしても、ハンタウイルスの犠牲者が出たことを、人間が環境を陵辱した罪のせいにするわけにはいかない。ウイルスのほうが人間の住居に侵入し、体内に入って人を殺したのだ。

11　大いなる撤退

ジョアンナ・バフィントンは、一日の仕事を終えるに際して、3号館の地下にある特殊病原体部のオフィスを通り抜けるのを日課としていた。そこはC・J・ピーターズやアリ・カーンの職場だが、彼女がそこを通り抜けるわけは別にあった。その先を出たところにある自転車置き場に自分の自転車を置いているのだ。つまり近道なのである。

建物の外に出る途中の廊下で、彼女は、「ホット・ゾーン」と手書きされた標識が張られたドアの前を足早に通り過ぎることになる。それは、C・J・ピーターズがレストン事件で自ら演じた役割を茶化した警告である（彼のオフィスで進行中の仕事の病的興奮とも関係した張り紙ともとれる）。ジョアンナ・バフィントンはそこを通るときにアリ・カーンに手を振って挨拶する。二人は、CDCに来た初日、疫病情報部（EIS）でのトレーニングを開始したときからの知り合いだった。

キクウィトでエボラが発生した当初、3号館の地下はいつも以上に大騒ぎだった。電話は鳴りっぱなしで人々はオフィスからオフィスへ走り回り、カメラやマイクを持ったよそ者が廊下をうろつき回るといったぐあいだったのだ。アリ・カーンがキクウィトに出発しようとしていることをジョアンナは知ったが、彼女には関係のないことだった。

「私は、あそこに近づきたいなんて、金輪際思わなかったわ」と、彼女は後に語ってくれた。「映画の『アウトブレイク』を見て本を読んで、事例研究の講師をやって一九七六年のエボラ発生に関する知識を仕入れたばかりだったから、〝私はあの近くには行きたくない〟って思ったのよ」

それでもほんのジョークのつもりで、通りがかりにオフィスの中のアリに声をかけた。

「『わたしはフランスごをはなします《ジュ・パルレ・フランセ》』覚えといて！」

すると、「えっ、君も行きたいのか。行きたいなら行けるよ。どうするの」とアリが尋ねた。

ジョアンナの答えは決まっていた。「ぜったいに、いや！」

結局のところ、彼女にザイールに行ってもらう必要はなかった。アリとC・Jのもとには希望者が殺到していたのだ。それに彼女は、七月のEISの講習で講師を務めることになっていた。たとえ行きたくても行けなかったのだ。

しかし、夏になって、友人や同僚たちがどんどんキクウィトに出発して無事に帰国するのを横目で見ているうちに、彼女も、〝あらまあ、このままじゃ機会を逸してしまうわ〟と考えるようになった。「それで私はこう考えるようになったのよ。〝私の予定はどうなってるのかしら。いまやってるのは夏期講習のための準備よね。講習会は七月でその次は……あら、八月は何の予定もないじゃない〟」

彼女は決心した。八月になってもまだキクウィトで何かが行なわれているようなら、アフリカに行かせてもらう算段をつけるべきだと。

「あのあたりにはマラリアや腸チフス、それにたぶんまだ少しはエボラがあるだろうな」と、彼女は考えた。「でもちがうのよ、私はそんなことのために公衆衛生の世界に入ったわけじゃない。そんな病気を怖がるためじゃない。公衆衛生上の緊急事態への対応に手を貸すためだった。なのにここ二年はずっとオフィス暮らし。外に出て、現場に復帰しなくちゃ」

そういうわけで、一九九五年八月一日、ジョアンナ・バフィントンはエア・カサイDC3型機の昇降階段を下り、惑星キクウィトに最初の一歩を記した。

店じまいが、キクウィトでの彼女の基本的な仕事だった。五月一二日以来、CDCはキクウィトに常駐してきたし、それ以来、ほかにも関心を持ったチームが西側諸国中から集まってあふれかえっていた。いまや、ザイール国民は十分すぎるほどの対応を受けている。

最後のエボラ患者も決定し、その患者も回復して帰宅した。政府は終結宣言をして幕を引きたがっていた。ザイール政府と国際保健機関（WHO）は、エボラの流行は終結したと宣言する日付を八月二四日とすることで合意していた。その日は盛大な祝典と祭典が催され、それ以降は全員が喜んで帰国することになる。すべての援助に等しく感謝の言葉がかけられる。

CDCとしては、秋になっても当地に留まって、動物と昆虫の捕獲、欠けた環を埋める仕事、職務的な調査、危険要因の調査、地図作成に関わる調査、その他あらゆる種類の調査を行なうほか、血清学的調査などあらゆる仕事を続行する計画だった。それが、突如、たったの三週間ですべてを片づけることになった。ジョアンナ・バフィントンは、組織をまとめる技量では定評があったため、引き上げ作戦の総指揮を執り、すべての完了期限を厳守させる役目を果たすことになった。

残っているCDCの職員は、全員が祝典の翌日にキクウィトから立ち去ることを、彼女は決定した。それ以後は、滞在する理由がないからだ。しかしそれを実行するためには、進行中の雑多な調査に、何がどうあれその期限までにけりを付けなければならない。とくに、新しいことはいっさい始めてはいけない。新しい計画、調査、検査、実験など、彼女が到着する以前に開始されていなかったことはいっさいダメだ。最後の最後にもう一つというのは禁止である。彼女はアトランタを出発する前に、親しい間柄のアリ・カーンその他全員とこの問題を徹底的に論じあっていた。そして全員が、それがCDCの正式な方針であるということで了解していた。

それなのに、二度目のお勤めとして八月一四日にキクウィト入りしたアリ・カーンが意表を突く行動に出た。彼のポケットから、新たに始めるべき調査を列挙した白い紙切れが出てきたのだ。彼は、エボラの生存者から骨髄を採取する、血清学的調査を周辺のいくつかの村まで広げて実施する等々、新しい計画を胸に秘めてやってきたのだ。

ジョアンナ・バフィントンは彼が希望を列挙するのを聞いて耳を疑った。アリは撤収作業の手助け、最後の締めくくりをするために戻ってきたものとばかり思っていたからだ。

彼女はきっぱりと言った。「だめ！　絶対にだめ！　忘れなさい！　何も始めない約束でしょ。八月二五日には、全員ここから出るのよ」

「頼むよ。ちょっとしたことをやりたいだけなんだから」とアリ。「これとこれとこれとこれだけ。なあ、この調査はほんとうに重要なんだ」

「わかったわ、いいわよ」とジョアンナ。「二五日に出発できるならね。八月二五日、その日には全員が出発するのよ」

アリの骨髄採取計画はうまくゆかなかった。計画の裏付けとなる理論は申し分ない。骨髄には、回復期の患者、およそ七〇人にもなったエボラの生存者の命を救った抗体を生産した細胞が含まれている。血液中を巡回していたエボラウイルス粒子を無毒化した抗体は、将来エボラ患者がまた出たとして、その命も救えるのだ。そのためには、生存者の骨髄から抗体を採取して精製し、たぶんちょっと手を加えた上で新しい患者に注射するだけでいい。そうすれば、おそらくその患者も回復するだろう。

アリは、キンシャサから医師を呼び寄せる手はずをした。いわゆる「吸引」を実際に行なう、ドクター・イジアという血液学者である。患者を台の上に寝かせ、身体に布をかけ、胸の付近をごしごしこすり、局部麻酔をしたうえで注射針を胸骨に突き刺し、骨髄液を吸い上げる。この作業に習熟したドクター・イジアは、ずっと待機し、いつでも骨髄採取を実施してキンシャサに戻る態勢にあった。

しかし患者のほうは、穏やかな言い方をすれば、この計画にことさら協力的ではなかった。結局のところ彼らは回復期にある患者であり、全員がエボラ出血熱を患い、拭い去りがたいきわめて不快な経験をした人たちばかりである。たしかに全員がここ何週間かのあいだに治癒し、現在はすっかり健康を回復して問題なさそうに見える。だが、彼らとしては、白衣で身を固めた新顔のエボラ医師たちに再びわが身を委ねるつもりには、どうしてもなれなかった。たとえ二〇分程度であろうといやだったのだ。

まことにもっともなことだ。

それでもアリ・カーンは、さまざまな泣き落とし作戦を試みた。

「これをやる目的は、いつか病気にかかるかもしれない別のザイール人、別のアフリカ人を助けることなんですよ。これはアメリカ人を助けるためではないんです。患者を助ける免疫療法が見つかれば、別のザイール人のためになるんですよ」

しかし、いやだという答えしか返ってこなかった。

ジョアンナ・バフィントンは、最終的に人員をスケジュールどおりに引き上げさせるためにいつもながらてきぱきと事を運んだが、キクウィトにいたあいだじゅう、彼女の機知はほとんど枯れていた。キクウィトは、とにかく神経にこたえる場所だった。荘厳華麗なクウィル・ホテルでの最初の晩からしてそうだった。

「大失敗だったわ」と、後に彼女は打ち明けた。「インターコンティネンタル・ホテルは法外に高かったけれど、居心地はすごくよかった。クウィルでは二階に部屋をとったんだけど、通りに面していたの。それがまず大失敗ね」

人々が通りに出て、一晩中おしゃべりをしたり、言い争いをしたり、歩き回ったりしていた。叫び声、歓声、トラックの騒音、ディーゼルの臭い、騒々しい音楽、子供の泣き声、山羊の鳴き声、雄鶏が時を告げる声、雛鶏のピヨピヨ声が充満していた。

蚊帳を吊って寝ていたのだが、それが途中で彼女の頭の上に落ちてきた。クウィル名物のネズミ軍団と、夜毎部屋に出没するその習性も心配だった。キャシー・メリマンが、伝説的なクウィル・ホテルに滞在中に自分の部屋にしかけた罠にネズミが捕まったことを、ジョアンナ・バフィントンは知っていたのだ。

メリマンはカナダ人コウモリ学者で、キクウィトには生態班といっしょにコウモリ捕獲のために来た。彼女はクウィルに滞在したのだが、二晩続けて決まって午前二時半に、クロゼットの後ろの壁を小さな齧歯類が駆け上がる物音を耳にした。後で彼女は、そのあたりで果物のかけらを見つけた。パイナップルやバナナのかけらだった。ネズミは、明らかに別の場所で果物を手に入れ（メリマンは部屋には食べ物を置いていなかった）、巣穴に運び込んでいたのだ。

メリマンにとって、コウモリは常にものすごくかわいい存在だったが、ネズミのことはなんとも思っていなかった。そのうえ、ホテルのネズミは睡眠のじゃまだった。そこで彼女は、翌日、CDC職員の大半が滞在しているジョージ邸に行き、ネズミ担当の動物学者から罠を一つ手に入れた。生け捕りにするためのシャーマントラップである。その晩、彼女は罠にピーナッツバターを入れてクロゼットのそばにしかけ、ベッドに横たわった。午前二時半ちょうど、罠が閉まる「パシャッ」という音がして、今日の獲物が中で暴れる音がした。体長二〇センチの褐色のネズミだった。メリマンはネズミが入っている罠をそのまま廊下に出し、朝まで安らかな眠りについた。翌日、彼女はその獲物をネズミ担当者に引き渡し、彼らはそれを採集コレクションの一つに加えた。

クウィル・ホテルでそのようなちょっとした冒険をした動物班員は、彼女一人だけではない。CDCの昆虫学者アンディ・コマーも、齧歯類の夜の訪問に悩まされた。

「キャシーは最初のトライで捕まえたんだよね」と彼。「ぼくは何晩もかかった」

ジョアンナ・バフィントンは、幸運なことにクウィル滞在中にネズミを見かけることはなかった。でも、「最初の晩は一睡もできなかった」

その後彼女はジョージ邸に移動した。ジョージ邸にはネズミがいないうえに、屋敷の外で侵入者その他の見張りを二四時間態勢で行なうガードマン——「衛兵」すなわち武装した兵士——が配置されたことで保安の面でも向上していた。衛兵の存在はそれはそれである種の脅威を生んでいたし、一晩中くぐもった話し声がしていたが、少なくともジョアンナはぐっすりと眠れた。

しかし、キクウィトではどこにいても、ごく単純なことをするにも常に大きな問題が付きまとった。

「キクウィトではきちんとことを進めるのがとても難しいんですよ」と、キクウィトに三週間滞在したCDCのある医師は語っている。「書類をプリントするのにも一時間以上かかることもざらでしたからねえ。専門委員会が、バッテリーの個人的使用をある委員にさせないためにはどうすればよいかなんていうことを長々と議論してるんですよ。その委員は新しいバッテリーをもらうために使用済みのバッテリーを返却することで決着が付きましたけどね。計画を立てても、よーく監視し続けない限り、その計画が実現する見込みはありませんでした。キクウィトでは物事がうまく機能していないんです。エボラが流行するのもそのせいですよ」

キクウィトに設置されているコピー機、ファックス、衛星電話などの利用もほぼ絶望的だった。必ずといっていいくらい壊れているのだ。日曜日にガソリンを買うことは、原則的には可能である。しかし、そのためにはお役所の許可証とサインが必要なほか、法外な「値段」を支払わなければならない。それとは逆に、いったん事が運び出すと、奇跡でも起きない限り、途中で止めることはできない。たとえば、人を雇ってしまうと、もう首にすることはできない。何を言ってもダメなのだ。彼らは、翌日もまた顔を出す。キクウィトでは、事態は独自の論理と勢いで開始されたり終結したりする。人間の介入や制御を受け付けないまま進行する。

総じて貧困なことも、キクウィトに滞在した多くの人たちにとっては問題だった。ジョアンナ・バフィントンもその例外ではない。彼女は本国では熱心な環境保護論者で、自分は徹底したリサイクル実践者だと思っていた。テイクアウト用のプラスチック容器は、店が再利用できるように店に返却するようにしていた。しかし、キクウィトの事情はそんなものではなかった。

「捨てられたものでも、機械で壊したり燃やされたりしていないものなら、住民が再利用しちゃうのよ」とジョアンナ。「子供たちはふつうのポリ袋を再利用してるわ。くしゃくしゃに丸めてゴム輪でとめて、サッカーボールとして、ばらばらになるまで使うの。われわれが使って空になった容器は、どんなものでも消えてしまったわ。何でも使えるからなの。動物班は、動物標本やとても毒性の強い薬品をプラスチックの瓶に入れていたんだけど、帰国するときには確実に空き瓶を壊してくれって言ってたわ。そうしないと、住民が水筒代わりに使うからって。

〝ああ、ちょっと気の毒よね〟って私は思ったけど」と、ジョアンナは付け加えた。「でも、燃やしたり穴を開けたりして、誰も水筒代わりに使えないようにしたの」

エボラの生存者の骨髄から抗体を採り、新しい患者に注射する方法は、考えうる一つの治療法だった。七月の初め、タムフム・ムイェンベは、それとは異なる、いささか危険な治療法を試みていた。生存者の血液をそのまま患者に輸血する方法である。生存者を救った抗体が、新しい患者の命も救うかもしれないという希望にかけたのだ。

本質的にこれと同じ療法は、ラッサ熱に感染したイェール大学のウイルス学者ジョルディ・カザルスに対してすでに用いられていた。ラッサ熱から回復していたペニー・ピネオの血漿を注入され、彼も回復したのだ。エボラでも同じ試みがなされていた。ポート・ダウンの研究所で誤ってウイルスを自分に注入してエボラ出血熱に感染したジョフリー・プラットの場合である。彼は、エボラから回復したアフリカ人の血清を注入され、病気に打ち勝った。ならば、血液をそのまま輸血する方法も、エボラ出血熱に対して有効かもしれない。効果は出ないとしても、やってみる価値はある。

これは一面の真実だった。しかし、人間の患者に対して科学的な対照実験が行なわれていないというのもまたたしかだった。その治療法を実行しなかったとしても、患者は自力で回復していたかもしれない。動物実験は行なわれていた。エボラウイルスに感染させた実験動物では、血漿療法を受けた動物と受けなかった動物では、死亡率に差がなかった。つまり、C・J・ピーターズの言葉を借りれば、「すべての動物実験が、この療法には効果がないことを示唆している」ということだった。

医学的に言うと、輸血療法という考えは、民間伝承とさして変わらないということだ。ムイェンベが自分の患者に輸血療法を試そうとしているという情報がジュネーヴのWHOに届くやいなや、WHO本部から反対の声が上がった。

六月、WHO伝染病部門の部長ドクター・ジョルジョ・トリガーニは、「そのような治療が効果的であると信じる理由はいっさいない」という自らの見解を記したファックスをキクウィトのムイェンベに送った。まず第一に、その処置は動物実験では効果がなかった。それに、たとえ効果があったとしても、その計画にはまだ危険が潜んでいる。たとえば、キクウィトの医師団には、エボラに感染したとされている患者が、赤痢、黄熱病その他の病気ではなくほんとうにエボラに感染していることを確認する術がないではないか。確実な診断を行なうには血液検査を実施しなければならず、そのような検査は設備の整ったCDCのような研究所で実施されるべきものだからだ。エボラと疑わしいだけの患者への輸血は、そもそも実際にはエボラではなかったかもしれない患者への治療を行なうことになる。そうだとすれば、これはきわめて危険なことだ。血液提供者の血液には、エボラの抗体だけでなくエボラウイルスそのものも含まれているかもしれないではないか。つまり、もともとはエボラに感染していなかった患者を感染させることになりかねない。

その上、血液提供者の血液には、ほかの有害なウィルスが含まれている可能性もある。たとえばB型肝炎ウィルス、あるいはエイズの原因となるＨＩＶだってないとはいえない。そうなると、患者のエボラ治療に失敗するだけでなく、肝炎かエイズ、あるいはその両方を感染させるおそれも大いにある。ＷＨＯとしては、提供者の血液に関してB型肝炎とＨＩＶの検査を行なうための検査キットをムイェンベに喜んで提供する用意があると、トリガーニは告げた。「ただしそのキットを提供するからといって、輸血処置に何らかの有効性があるとわれわれが信じていることを意味するものではない」

そうした危険があるのを承知で、ムイェンベほかザイールの医師団は賭けに出ることにした。一九九五年六月六日、ニコル・ンガンガという名の二七歳の女性患者が、エメリー・ニコロという名の三三歳の男性生存者から採血された血液を輸血された。四月二八日にエボラを発症していたニコロは、その後回復して危険な状態を脱していた。ニコル・ンガンガが最初に出血熱の症状を示したのは五月三〇日だった。つまり、ニコロの血液四〇〇ミリリットルを輸血された時点で、彼女の病気は発症から一週間以上たっていたことになる。彼女は輸血療法を乗り切り、エボラ出血熱から完全に回復した。

ザイールの医師団は、全部で八人の患者に、エボラの生存者から採取した血液を輸血した。その八人のうちの七人が生存したため、死亡率は一二・五パーセントだった。輸血療法を試みなかった患者の死亡率は七七パーセントだから、それに比べればきわめて低い値である。この結果を見る限りは、輸血療法は効果がありそうだった。しかも、その八人の血液標本をCDCに送って検査したところ、全員がエボラに関して陽性だったことがわかった。つまりムイェンベは、エボラに感染していない患者に輸血療法を施すという過ちは犯していなかったわけである。

もっとも、この奇跡のような回復率に関しては別の説明も可能だった。

「何人かは、どう見ても回復しつつあった時期に治療を受けているんですよ」と教えてくれたのはアリ・カーンである。ようするに、輸血療法を受けなくても、自力で回復していたかもしれない患者も含まれていたのだ。

「それにね、あの治療が効いたのだとしても、それは、(エボラウイルスの抗体のおかげというよりは)いっしょに輸血された白血球のおかげだった可能性もある」

しかし、そうだからといって回復した患者数が変わるわけではない。キクウィトにおけるエボラ騒動のただ中で、回復期の患者の血液を輸血された八人のエボラ患者のうち七人が、元気に歩いてキクウィト総合病院を退院したという事実は残る。これはきわめて稀な出来事なのだ。

八月一八日金曜日はジョアンナ・バフィントンの誕生日で、彼女は三七歳になった。しかしその日は全員が超多忙だったため、お祝いは日曜日まで延期された。アリ・カーンは格好のプレゼントを考えていた。キクウィト名物の遊覧船、水上タクシーで夕方のクウィル川を楽しむという趣向である。かの豪奢なクウィル・ホテルは、この川の名前にちなんだものである。カヌーというか丸木舟の艦隊を連ね、達人と称する船頭が操る竿で川に乗り出すのだ。船頭たちは、ある場所にさしかかると、アフリカの伝統的な歌で乗客を祝福してくれるという。

よさそうじゃないか。まるでベニスのゴンドラのようだ。クウィル川という点はちがうが、夕日に輝く川面に浮かびながらジャングルを抜けるなんてすばらしいにちがいない。

そこで日曜日の午後、日が傾きはじめた頃に、全員で川に向かった。アリとジョアンナはキクウィトに残っているたった二人のＣＤＣ職員だった。それとアリの通訳のマーウマ、アントワープの熱帯医学研究所から派遣されていたヨン・フリーラッカーズ、そして、エボラ対策班で長いあいだ激務をこなしたメンバー二人という顔ぶれだった。

しかし一行が川に着く前に、今回もキクウィトにありがちな大失敗を犯したことを教える徴候が見えた。

「出発が遅かったの」と、ジョアンナは回顧する。「日曜の夕方でしょ、大勢の人たちが市内目指して帰ってきていたし、暗くなってきて雷の音がして稲妻も光った。〝こんな日に川に行くなんてばかげてる〟と思ったわ」

しかし、ほかの人々はそうは思っていないようだった。「君の誕生日なんだぜ」と、アリ・カーンは言い続けていた。

舟は丘のすぐ下にあるという。車を停めて土手を下れば、すぐにカヌーに飛び乗れるものと思っていた。しかし実際には舟置き場までは二キロ半もあり、森を抜け、焼き畑のために焼かれている場所を通り抜けなければならなかった。空はすでに濃い紅色に染まり、太陽は立ち昇る煙の帳の後ろに隠れていた。アリはスニーカー、ジョアンナはサンダル履きで、細い道の両側からは炎と煙が上がっているし、突風も吹き付け、遠くでは低くたれこめた雷雲が怒号を響かせていた。

ジョアンナ・バフィントンは、〝ほんとうにばかみたい〟と考えていた。

それでも一行は舟にたどり着き、乗船した。ところが、岸を離れたとたん、空の底が割れた。通常のアフリカの夕立、通常の冠水であり、雲が頭の真上で炸裂しただけのことではあった。ただ、暗い水上にいて、ジャングルの真ん中の人気のない川を漂っていたせいで、いつもより何倍もすごい印象を受けた。

「風に煽られっぱなしでね、〝これで私の人生も終わりだ〟って、ずっと思い続けてたわ。

これまでの人生が脳裏に浮かんで、〝これだけの危険要因を犯したことを知ったら、誰も哀れんではくれないだろうな〟って考えてた」

じきに舟の底には水がたまり、全員ずぶ濡れになった。達人の船頭はへっちゃらだった。舟の外では泥水のさざ波が立ち、しぶきが舟の中まで入ってきた。ジョアンナが座っていた舳先《へさき》部分は振動していた。彼女はずっと凍り付いたままで、恐怖のあまり必要以上の力で舟の縁をつかんでいた。そして、〝みんな死ぬんだわ〟と考えていたとき、誰かが叫んだ。「見ろよ！　水の中にカバがいる！」

〝カバですって！〟

誰かが悲鳴を上げた。

突然、巨大な黒い物体が彼らの方向にまっすぐ向かってきた。浮いたり沈んだりするたびに背中が見え隠れして、黒い波紋が広がり、舟めがけて……

ジョアンナは覚悟した。〝これでほんとに終わりだ〟


正式な決まりによれば、最後の患者から、ウイルスの最大潜伏期間の二倍の期間にわたって新しい患者が発生しなければ、その感染症の流行は終結したとされる。エボラウイルスの最大潜伏期間は二一日間である。つまり、最後の患者の死（あるいは回復）から四二日たった時点で、エボラの流行はようやくにして完全に終結したことになる。

キクウィトにおけるエボラ出血熱の最後の患者とされたのは、マルセル・ムパランガ・マセモという名の二二歳の独身男性だった。マセモは六月二四日に三九度四分の熱、めまい、筋肉痛、衰弱その他の症状を訴えてキクウィト総合病院に入院した。ただし出血や下痢はなかった。これだけでは必ずしもエボラとはかぎらない。マラリアの疑いもあってキニーネを処方されていたほどだ。しかし、疫学的な手がかりのほうはもっとはっきりしていた。六月の初旬、マセモは従妹のトレジーヌの看病をしていた。その九歳の少女は、六月一一日にエボラ出血熱で死亡した。マセモは、その子の食事や起き上がったり移動したりする手助けをし、嘔吐した胃内容物に直接触れたことも何度かあった。

マセモはエボラ病棟である第三病棟に入れられ、三週間で確実に快方に向かった。七月一四日金曜日には症状もすっかり消え、第三病棟から回復病棟に移り、そこで自力で回復した。

七月一五日、第三病棟の入院患者はいなくなった。それ以後、第三病棟と、やはりエボラ患者が収容されていた第二病棟は閉鎖され、消毒された。その間に、エボラ患者ゼロ状態のカウントダウンが七月一四日から開始され、終結宣言が下されて大祝賀会が開かれる予定日は四二日後の八月二四日とされた。

八月二二日は、キクウィトの追悼記念日だった。エボラの犠牲になった人たちを追悼するため、市内での音楽とダンスは禁止された。翌日の水曜日は、犠牲者の家族が墓に花を飾った。そして、エボラ患者ゼロ状態を宣言する大祝祭日、八月二四日を迎えた。

夜明けが来て、どんよりとした空に乳白色のギラついた太陽が昇った。空港は朝の八時には人でごった返していた。ザイールの公衆衛生担当のお歴々を出迎えるために、人々が徒歩、自転車、車、ピックアップトラック、あるいはダンプカーの荷台に乗って集まっていたのだ。押し寄せたキクウィトの住民たちのお目当ては、エア・カサイのDC3型機特別便だった。それには、タムフム・ムイェンベ、WHOアフリカ地区代表のドクター・エブラヒム・サムバ、USエイドのリネット・サイモン、ベルギー、フランス、イタリア、アフリカ諸国の大使連、その他各国政府高官が乗っている。みな、エボラウイルスに対する最終的な勝利を祝うためにキクウィトにやってくるのだ。

幟《のぼり》、旗、音楽、民族舞踏団がそろっていた。軍楽隊が演奏と行進を繰り広げている。

飛行機が到着し、盛大な歓迎がすむと、お歴々は車でキクウィト総合病院に向かった。病院ではエボラ戦士の行進があった。病院の職員全員が、白衣、エプロン、手袋、ヘルメット、マスクというウイルス戦用のフル装備に身を固めて市民の前を練り歩いたのだ。そして全員が、救急病棟である第一〇病棟の前に整列した。赤十字の隊員は朱色のジャンプスーツに黒いゴム長靴、看護師は黄色い白衣に白いプラスチック帽、それ以外はスマートな青い上着に白ズボンと色とりどりだ。彼らを見ていると、何でも来てみろといった感じだった。

真ん中には、死体袋に見立てた黒い袋を乗せた赤いストレッチャーが置かれていた。その横には、白衣を着た隊員が、消毒剤の散布機を担いで立っていた。あらゆるところで目にした消毒隊である。消毒隊こそ、キクウィト総合病院で行なわれていたすべてのことを一身に象徴し、長く記憶される存在である。彼らは浄化部隊であり、ウイルスキラーだった。

お偉方は実際に終結宣言が発せられる場所に移動した。もちろん、伝説と魔法のクウィル・ホテルである。スピーチがあり、公式書類「キクウィトにおけるエボラ出血熱の終結宣言書」への署名が行なわれた。その後はさまざまなエボラ戦士たちへの証明書授与だった。

アリ・カーンとジョアンナ・バフィントンの名前が呼ばれたが、その場に二人の姿はなかった。

続いて一行は昼食に移った。

その後、サッカー場ではトゥルンワ・エボラすなわちエボラ・トーナメントが催された。ウイルスに対する最終的勝利をあらためて祝おうというわけだ。その後で、市内行進、エボラからの解放に感謝する一種の突発的な路上デモンストレーションがあるものと思われていた。しかし、路上デモンストレーションは行なわれずじまいだった。

そして八月二五日、アリとジョアンナの出発日になった。

二人にとって、万事納得のいくかたちで片が付いていた。アリは、ついに望みの骨髄標本を手に入れていた。協力を拒否していた回復期の患者たちは、帰宅した晩に考えを変えたらしいのだ。とにかく、四人が翌朝戻ってきて、アリが望む標本の提供に同意した。

ジョアンナの誕生日を祝うクウィル川クルーズさえもが最高だった。例の「カバ」は、実際には浮いたり沈んだりしていただけの転覆した丸木舟だった。嵐は去って空は晴れ渡り、満天の星の下、達人の船頭が歌い始めた。ほんとうに、信じられないくらいすてきな晩だった。

二人はクウィル・ホテルでの感謝祝賀式典を欠席した。しかしそれは、キクウィトからの撤収作業でてんてこまいだったからにすぎない。荷物のあいだを走り回り、備品、ファイル、標本を集め、最後の最後まで働き詰めだった。二人がホテルのバンケットルームに駆けつけたときには、食べ物はすでに消え去っていた。

もちろん、ここはキクウィトであり、計画どおりいかなかったことも二つほどあった。一つは、「最後の患者」が最後の患者ではなかったことだ。マルセル・マセモより一週間ほど後に別の患者が出現したのである。なお悪いことには、それがエボラだとは誰も気づかなかった。

「あれは残念でした、キクウィトに患者がいたのに誰もぴんとこなかったことはね」と、アリ・カーンは後に語っている。「妊娠していた女性がいて、正真正銘エボラ出血熱の症状で亡くなっていたんです――エボラ出血熱にかかっていた誰かと〝接触〟していたと思われます――が、誰も気がつかなくて、『この女性はエボラ出血熱かもしれない！』とは言わなかったんです。これほど過敏になっている町で、誰もそのことに気づかなかったとは残念です。がっくりしてしまいました」

それと、出発日の朝の口論もあった。実際にはその前日から始まっていたことで、ジョージ邸の所有者であるジョルジュがジョアンナに土壇場になって請求書を手渡したことに端を発していた。

「冷凍庫の修理代だったのよ」とジョアンナ。「何千ザイールか、アメリカドルに換算すると二〇〇ドルくらい。この請求書を渡されたとき、私は思わず『冷凍庫ですって？　冷凍庫なんかなかったわよ！　だいいち、このしけた冷蔵庫だって一日たった二時間動くだけよ。あなたが発電器で供給してるっていう電気すらないんだから。冷凍庫って、いったい何のことなの？』」

　じつは、冷凍庫はかつては実際にあったのだ。CDCの人間が標本をしまっていたのだが、ある日、止まってしまった。ジョルジュが言うには、修理をして費用がかかったのだという。ともかく、それ以来誰も二度と冷凍庫を見ていない。これが冷凍庫の請求書の顚末だった。

　しかし、その後で水道代の請求書も出現した。キクウィト水道公社とかなんとかいうところから来た男が、出発の前日にジョアンナに手渡した。

「水道代の請求は予想していたわ。たぶん二〇〇ドルくらいかなって。それでも高いくらいよ」とジョアンナ。「それでも、ふっかけてるのよ。二〇〇ドルといえば、ザイールの一人当たりの年収よ。ところが、突きつけられた請求書は七六三ドルだって。私は払わないって言ったわ。だってばかげてるじゃない。それにその値段は『商業用レートで、一ユニット当たり五〇〇〇ザイール』だというの。それに対して居住者レートは三五〇〇ザイールくらいだって。それで、三五〇〇が一ユニット当たり五〇〇〇に跳ね上がるの。だから私は、まったくばかげてるって言ってやったわ。こんな請求書、払うつもりはない。私たちは商売できたんじゃないって」

翌朝、二人の市内滞在最終日、アリとジョアンナがそこを、これを最後に立ち去る日、水道公社の男が集金のためにジョージ邸にバイクでやってきた。商業用レートの請求書を持って。

「だって私たちは商売でいたんじゃないのよ！」とジョアンナ。

「しかし、ここは商業地区です」とその男。

「いい、私たちは医学の緊急事態に対する人道的援助のためにやってきたのよ。それにここは住居だわ」

「でも、商業地区です。あなたたちがこの家で物を売っていないとは限らないじゃないですか」

〝この家で物を売るですって？〟

ジョアンナは車を飛ばし、市庁舎にいる司令官ことマヴィタ市長に会いに行った。

「ご心配なく」と市長は言った。「私が処理します」

それでもジョアンナは、第三者に金を託した。商業用レートの全額を託したのだ。万一、CDCがその水道代に関して法的責任を負う場合に備えて。つまり、CDCが〝その家で物を売っていた〟場合に備えて。

これが、彼らの大いなる撤退だった。

12　ウイルス・パラノイアの黄金時代

パラノイア　【名詞】見かけ上の論理や理屈への執着によって強固に擁護される被害妄想あるいは誇大妄想を特徴とする、知性に欠ける、非退行性で通常は慢性的な精神病。
――『アメリカン・ヘリティッジ・ディクショナリ』カレッジ版第二版（一九八二）より

一九九六年、CDCは最新にしてもっとも立派な施設を手にした。新しい管理棟である。ガラスとコンクリートでできた六階建てで、ウイルス・リケッチア病研究室が収まる15号館が一九八八年にオープンして以後に構内に新築された最初の建物だった。

ちょっとあきれるのは、この新築の建物に、16号館という、味もそっけもない名称が冠せられたことだった。順番からいけばそうなるのだが、疾病対策センターで明解な論理性に欠けることといえば、建物の番号もその一つなのだ。一九七〇年代後半のある時期、正確にいつ誰の命令でそうなったのかは誰も覚えていないのだが、建物の番号の一部が変更されていた。5号館（ウイルス病棟）が突如7号館になり、6号館（発電施設）が11号館にというぐあいに変更されたのだ。飛ばされた番号もあり、クリフトンロードの敷地内に12号館と13号館は存在しない。それで、番号が変更された理由と、その目的の理屈づけに関してはといえば……。

「知らないんだ」と、CDCの前所長デイヴィッド・スペンサーは言った。「理由はわからない。わけもへちまもあるとは思うよ、でも私にはわからない」

そのわけとへちまが何であるにせよ、変更した結果がもたらしたのは混乱だけだった。少なくとも、その変更時期に居合わせた者にとってはたいへんだった。慣れるまで時間がかかった。研究室安全担当部門の責任者を務めて退職したジョン・リチャードソンは、ある晩、CDC時代の同僚とポーカーを楽しんだ。そのとき、新しい建物の番号と古い番号とではどこがどうちがっていたかをみんなで思いだそうとしてみた。しかし、結局はよくわからなかった。「まあ、ポーカーをやりながらだったということもあるしね」と彼は言う。「それに、たいして重要なことじゃなかったし。それで何かがどうなるっていうわけじゃないから。とにかく、みんな番号を思い出せなかった」

「みんな、この建物はどうしてこの番号なんだと私に聞くのだが」とデイヴ・センサー。「番号の付け方の規則なんか、私も知らないんだ」

いくら調べても不可解なままだが、これもまた、近代官僚制が生んだ実害のないお役所仕事の一例にすぎない。職員、訪問者、CDC史編纂者にもたらした混乱を除けば、番号変更の前後でいかなる違いもなかったのだから。しかし、官僚制が生んだもう一つの産物のほうは、もっと深刻な影響を及ぼしていた。それは、CDCが背負い込む厳しい任務のひずみ、共食い的な成長、新しい責任をなんでもかんでもどんどん引き受けてしまう傾向だった。CDCは、依頼を決して断れない。雑多な計画、組織、センター、機能、企画、オフィス、局、課、委員会、活動、部門、サービス、その他あらゆるものが、まるでハーツフィールド空港に続々と到着するデルタ航空の旅客機のようにアトランタに引き寄せられてきた。不思議なことにそれらは次から次にやって来る一方で、貪食細胞《マクロファージ》が黴菌を飲み込むように、成長し続ける巨大なエクトプラズマに組み込まれてきた。CDCは大蛸であり、典型的な古くさい官僚主義の方式で〝成長〟してきた。

最初はマラリア根絶という単純で活動範囲の限定された機関として生を受けた機関はその後拡大拡張を続け、一九九四年の時点で、七つの別個の「センター」を要する組織へと肥大した。この時点で、疾病予防管理センターが抱えていた「センター」は、慢性病予防健康促進センター、環境保健センター、保健統計センター、感染症センター、障害予防対策センター、予防サービスセンター、勤労者安全保健研究所の七つだった。

しかも、これは「センター」だけを列挙したにすぎない。CDCにはほかにも、疫学計画事務所《オフィス》、国際保健計画事務所、公衆衛生実行計画事務所、国立予防注射計画などがあった。そのほか、毒物および疾病登録機関もあったし、こうしたさまざまなセンター、研究所、事務所、登録所のすべてがそれぞれ自前のサブオフィス、部門、計画等々の長いリストをそろえていた。

しかしCDCに関しては、「方向づけがない」という言い方はできなかった。それとは逆で、CDCは方向づけができており、それらの組織を付け加えてあらゆる方向に目を向け、あらゆる分野に手を出し、あらゆることを同時にやろうとしていたのだ。CDCは、新しい機能すべてを視野に入れていた。たとえそれが、設立時の目的といかに無関係であろうと、公衆衛生との関連がいかに希薄——たとえば家族計画など——であろうと、あるいは健康を守るべき相手がアメリカ人以外であろうと。CDCは世界中に人を派遣してきた。ラテンアメリカ、アフリカ、アジアでの保健講習会、研修コース、管理補助コースの運営などである。「労働現場ライフスタイル計画」のスポンサーとなったり、それとは別に「職場における殺人防止」推進計画を実行したりもしている。「ナショナル・ブラック・チャーチ・コングレスの聖職者を対象とした保健および宗教の一〇カ月奨学制度」も実施している（保健と〝宗教〟とはなんたる取り合わせなのか）。「テキサス南東部および南カリフォルニアにおける非ゲイ男性と性行為を持つスペイン／ラテンアメリカ系男性に関する人類学的研究」に研究資金を提供してもいる。

このように職務と機能が大幅に拡散してしまった時期をあえて特定するとすれば、一九七八年が最大だった。新任所長のビル・フォージがCDCの「完全なる組織替え」の前奏曲として、外部の一六人の有識者を招いてレッドブック委員会を組織した年である。この委員会は、国家的保健事業の主要目標のリストからヘルニアをかろうじて外した例の検討会である。しかし、最終的に組み込まれた事業目標は、公衆衛生の舞台に奇妙な生きものを新たに持ち込んだ。喫煙、自動車事故、社会的混乱、「ストレス」などである。後にフォージをはじめとするCDCの歴代所長は、そのリストに暴力と望まない妊娠も付け加えた。

「全部の分野のなかで、暴力がいちばん議論を呼びました」と、CDC史編纂者エリザベス・エスリッジは語る。「それに、公衆衛生コミュニティ基金をいちばん授与されにくい分野でもありました」

それにはもっともな理由もある。なんと言おうが、暴力は人間の自由意志の産物であり、ウイルスのように、知らないうちに、あるいは本人の意思に反して感染するようなものではない。ある朝目覚めると、突然自分が暴力に感染しているなどということはないからだ。

もちろん、隠喩として、暴力の「流行」とか、コミュニティの暴力「汚染」などといった言い方はできる。しかし所詮これは言葉のあやにすぎない。「暴力病」などという言い方をそのまま受け取る人はいない。それでも暴力は、どんどん増えつのるCDCの検討項目の一つになっている。

このように余計な機能と隠喩的な意味での新しい「病気」を抱え込んだ結果、CDCの本来の職務である感染症の管理は、一九九四年までには、CDCが手がけた何十種類もの仕事の一つ、数多くのさまざまな担当職務の一つにすぎなくなった。それどころか、この時点で感染症センター（NCID）が受け取る予算はCDCの総予算の一割ほどにすぎなかった。CDCに入ってくる予算の九割は、NCID以外の部署にまわされていたのだ。

これでは、感染症対策というCDCの歴史的使命は薄められて弱体化され、それ以外の多彩にして大量の仕事に足をすくわれているという印象を拭いされない。やがてNCIDの職員は、自分たちは「酷使されている」と文句を言うようになった。仕事を適切にこなせるだけの予算、備品、人手をまわしてもらっていないというのだ。これでは状況を制御できない。予備費もなければ支援もなく、いざというときのための余分な人員もない。すでに頭でっかちになっている官僚構造の中の下位の専門分野に成り下がっているというのだ。

目的、使命、関心の矛先がこれほどまでに急増したことが米国内での感染症発生率に影響を及ぼしたかどうか、その答えはすぐに出た。一九九六年に、CDCの研究グループが、「合衆国における感染症死亡率の動向」と題した論文を『アメリカ医学会誌』に発表したのだ。その七人の共著者のうちの六人はNCIDの職員で、その一人ルース・バーケルマンはNCIDの副センター長だった。研究グループは一九八〇年から一九九二年までの死亡率のデータを調べた。その期間は、一九七八年に出たレッドブック委員会の報告書の提起によってCDCが新しい義務をたくさん背負い込んだ時期にあたっている。調べた結果、その時期には感染症が実際に増加していたことがわかった。「合衆国における感染症は減少するであろうという歴史的な予測があったにもかかわらず」と、彼らは書いている。「これらのデータは、合衆国における感染症死亡率は近年増加傾向にあったことを示している」

CDCの活動が、合衆国内における感染症対策という本来の目的から拡大したことを考えれば、こういう結果も驚くにはあたらなかった。

感染症だけへの集中からそらされはしたものの、相変わらずCDCは、合衆国から多くの感染症を一掃したりほとんど無視できる程度まで抑え込むことに成功していた。それどころか、CDCが関心を持つべき対象を他の分野にまで拡大するのは正当なことだと思わせた理由の一つが、感染症を食い止めるうえで公衆衛生分野で達成されていた業績のすごさだった。マラリアは、事実上、国内から消え去った。小児麻痺は過去の遺物である。天然痘は地球上から一掃された。狂犬病による死亡はきわめて稀である。第二次大戦中は年平均一万五〇〇〇人の患者を出していたジフテリアは、一九九〇年代に入ると若いアメリカ人の多くは耳にしたこともない病気となり、患者数もぐんと減った。そして一九九三年には、国内では一人のジフテリア患者も発生しなかった。黄熱病はまさに根絶されようとしていた。麻疹ワクチンの広範な予防接種が実施される前の一九六三年には、合衆国内で年間五〇〇万人以上の麻疹患者が出ていた。それが一九九四年に報告された麻疹患者の数は三〇一人だった。ヘモフィルス・インフルエンザエすなわちインフルエンザ菌は細菌性髄膜炎の主要原因であり、その他の小児病の原因ともなっていた細菌だが、国内からは事実上消滅している。

昔はいつの時代にあっても「あたりまえ」、「当然」で、人間が生活する上で避けがたいものと思われていた、生命を脅かす感染症の数々は、そのほとんどが姿を消し、アメリカ市民はそれらの心配などせずに生活できるようになっている。コレラの流行は起きていない。かつてヨーロッパの人口の三分の一を死亡させた腺ペストは、合衆国で四〇人の患者が出たと聞けば——腺ペストはいまや治療が容易で死者は出ていないにもかかわらず——ちょっと多すぎるんじゃないかと思われるほどのレベルまで減少した。

一九〇〇年の合衆国における三大死亡要因は、結核、肺炎、下痢性腸炎で、いずれも感染症だった。それが一九九二年には、三大死亡要因は心臓病、癌、脳卒中となり、感染症は姿を消した。その時点での、エイズも含む感染症による死亡数は、全体のわずか五パーセントにすぎなかった。一九九〇年代におけるこの国最大の保健問題は、じつは肥満なのである。

その上、たとえばハンタウイルス、レジオネラ症、ライム病といった「新しい」感染症は、死亡者数ということでいえば「古い」感染症に遠く及ばない。なにしろ一九一八年のインフルエンザ危機では、五〇〇万人のアメリカ人が命を落としたのだ。それに比べてハンタウイルスは、一九九三年にフォー・コーナーズ地域ではじめて発生して以来、合衆国では全部で一三三人が感染し、六六人を死に至らしめたにすぎない。

インフルエンザとエイズを別にすれば、合衆国にはもはや〝疫病〟はなかったし、〝アウトブレイク〟もなかった。新しい災疫であるエイズにしても、過去のすごい殺し屋に比すべきもなかった。

「エイズは、現時点でいちばんに憂慮すべき問題です」と、疾病史が専門のウィリアム・

マクニルは一九八九年に開かれたスティーヴン・モース記念新興《エマージング》ウイルス会議で語っている。「しかし言わせてもらうなら、エイズは、伝播の遅さと拡散を防ぐためになすべき行動がはっきりしている点で、さえないお上りさんといったところです。……こう言ってもまだ正しいと思うのですが、合衆国では毎年エイズのせいで亡くなる人よりも、交通事故で亡くなる人のほうが依然として多いということは、忘れないようにしたほうがいいと思います。人口学的に人口への影響ということで言えば、エイズはまだそれほど重大な現象ではありません」

その五年後の一九九四年の時点で、合衆国においてエイズで死亡した人数の累計は二七万五三三三人である。しかしその年のエイズによる死亡者数は三万二三三〇人なのに対し、交通事故死亡者数は四万三〇〇〇人だった。それでもまだ、エイズの拡散は「なすべき行動」によって削減できるし、事実抑えられてきていた。エイズは、ウイルスの行動だけでなく、人間の行動が重要な役割を担う病気なのだ。

CDCの研究グループが『アメリカ医学会誌』で報告した、感染症が原因による死亡率の増大は、絶対的死亡者数がぐんと上がったというわけではない。パーセンテージで言うと、いかにも警鐘に聞こえる結果になるにすぎない。たとえば、「敗血症による死亡率は八三パーセントも増加した」というふうに。

この数字だけをとれば、とても悪いニュースに聞こえる。なにしろ八三パーセント増なのだ。しかし、実際の数字で考えれば、これは一〇万人当たりの死亡者数が四・二人から七・七人に増えたということである。別の言い方をするなら、イリノイ州スプリングフィールドかテキサス州アビリーンくらいの規模の市で、敗血症による死亡者数が一年に三・五人だけ増えたということなのである。ところが困ったことに、こんな言い方をしたのでは、「八三パーセントも増加」というさも大事件であるかのような表現と同じ内容を伝えているようには聞こえない。実際の数値がこんなにも小さいということは、一九九〇年代の公衆衛生に適用されている評価基準の厳密さを強調しているにすぎない。

この世紀末に、CDCは世界保健機関（WHO）の壮大な計画に手を貸している。二〇〇〇年までに地球上から小児麻痺を根絶する計画である。それはほぼ予定どおり進行しており、成功に終わった天然痘根絶計画の再現となりそうである。それ以外にも、メジナチュウ症と麻疹の根絶が期待されている。しかし病気の根絶に関するかぎり、CDCにそれ以降の明確な計画、その先のとりあえずの目標はない。CDC全体は、戦うと誓わされた病気に関しての自信過剰の危機を被っているようにも見える。今世紀末までには感染症を完全に一掃すると口々に語っていた一九六〇年代の保健ユートピア主義の最盛期以来、CDCの意気は下がり続けてきた。一九六六年、新たにCDCの所長に就任したデイヴィッド・サッチャーは次のように語ったといわれている。「感染症に勝利できないことはわかっている。問題は、それらの微生物をコントロールして共存することができるかどうかである」

〝感染症に勝利できない〟

病気と闘う国いちばんの機関の長としては、じつに奇妙な発言だった。

キクウィトから帰宅したジョアンナは、さめざめと泣いた。

「戻って最初の週末は、廃人みたいな状態だったわ」と彼女は語る。「ある種ほっとしたのよね。物を持っているっていうこと、物を浪費できるっていうことにすごくほっとしながら、罪の意識も感じたわ。私たちはキクウィトに行って、あの人たちが抱えていた深刻な事態に取り組んだ。でも、あそこには私たちにはどうしようもない、もっと大きな恒常的な問題があったのよ。貧困という問題が。私たちは帰国した。電気製品、お金、マクドナルドのある国に帰ってきた。私たちがあそこに残してきたのは、あの人たちがエボラ以前に持っていた物、つまり何も持っていないっていう状態。それが私には辛かった。そう聞くと、おれたちはなんてラッキーなんだ、浪費もできるし、って思うだけでしょ。私はね、なんとかしてあそこから逃れたいの。でも、私の一部がまだあそこにいるのよ。とても辛いわ」

個人のレベルでCDCの医師、ウイルス学者、生態班の隊員たちがキクウィトから持ち帰ったのは、思い出と写真と「エボラ人形」だった。しかし、彼らがかの地に行った目的と科学者として持ち帰ったものは、情報、データ、生物の標本であり、標本は別便で山ほど送り出していた。昆虫の類は三万個体ほど持ち帰った。正確には、蚊、ダニ、ナンキンムシ、ブユ、ツェツェバエ、シラミ、ノミなど、全部で二万八六六四個体だった。ネズミからコウモリ、トガリネズミ、家畜、サル、鳥、ヘビ、トカゲに至る小型脊椎動物の標本、それと「雑多」な（ものによっては未知の）動物と称されるべき膨大なコレクションも持ち帰った。すべてを合わせると三〇〇〇点を超えていたという。

昆虫や脊椎動物のほかに、研究者たちは、血液標本、大便、嘔吐物、尿の標本、その他の分泌物を拭った綿棒など、およそ七〇〇〇点の検査用標本を、アリ・カーンがやっとのことで手に入れた骨髄といっしょにキクウィトから持ち帰った。キクウィト市内やその周辺のジャングルから集め、アトランタに持ち帰ったさまざまなタイプの標本は、全部で四万点あまりにもなった。

もちろん、CDCの研究員がその脊椎動物や昆虫の体内に潜んでいるエボラウイルスを見つけ、その本来の保有者をついに発見してくれるのを望んでのことである。

しかし一九九六年半ばの時点で、どこからもウイルスの痕跡は見つかっていない。この事実は、エボラウイルスはそのいとこであるマールブルグウイルス同様、自然界ではきわめて稀少な存在だというさらなる証拠といえなくもない。まあ、そんな証拠がほしいとしてだが。

そこで残された大きな問題は、いったいこの騒動は何だったのかである。公衆衛生の面に関するかぎり、キクウィトにおける一九九五年のエボラの流行に何らかの意味があるとすればそれは何だったのだろう。当初、公衆衛生担当の一部の役人は、じつに早まった発言をした。とくに流行の規模に関して、「一大事です」などと発言したのだ。後にこれは、いささか過大評価だったことが判明した。ビル・クリントンまでが、一九九五年六月二六日、国連の創立五〇周年記念のスピーチで、ちょっとばかり不吉な発言をした。彼は、「一つの大陸全体を脅威にさらすことのできたエボラウイルスのような致命的な病気」という言い方をしたのだ。

一つの大陸全体だって？　まあ、そういうこともありえたかもしれない。しかし真実は、そのような黙示録的な主張は、病気の究極的な原因である微生物だけでなく病気そのものの根源的な意味に関して新たに登場しつつあるパラダイムの表れということだ。こういう見方によれば、病気とは、生物の多様性の単なる産物ではない。つまり、リケッチア、細菌、ウイルスも含む他の多様な生きものとこの地球を共有していることの単なる副産物ではない。そうではなく、病気は独立した力、矯正的な威力、道徳的で復讐心あふれる影響力なのだという。病気は、侵略的で目障りな人間に対して自然が自らの身を守る方策だというのだ。

これは、リチャード・プレストンの『ホット・ゾーン』で披露されていた見方である。「ある意味で、地球は人類という種に対する免疫システムを装備している」と、プレストンは書いている。「おそらく、生命圏は五〇億の人間がいるということが『気に入らない』のだ。……地球の免疫システムは、いうなれば人類という種の存在を認識しており、追い出そうとし始めたのだ。地球は、人類という寄生虫が引き起こしている感染症を癒そうとしている」

地球はそれをしようとしているだけでなく、実際に成功しつつある。少なくともローリー・ギャレットは『カミング・プレイグ』の中で、「人類が微生物をひどく軽視してきたことは、二一世紀が近づくにつれて疑いのないものになった」と述べている。「微生物が勝利を収めつつあった」（世界中で平均寿命は着実に伸び、子供の死亡率は着実に下がり、世界の人口はとめどない上昇を続け、世界一致命的なウイルスの故郷アフリカが世界最高の人口増加率を毎年更新している時代に、微生物が「勝利を収めつつ」あるなどということがありえるだろうか。微生物が「勝利を収め」ていたのは、実際に世界の人口が〝減少〟した黒死病の時代である）

きわめて大ざっぱで徹底したこの新しいパラダイムは、自然そのものに関する修正された考え方を代弁したものだ。ついこのあいだまで、自然はいつも「壊れやすい」ものとして表現されてきた。これは伝統的な知恵であり、正統的なものとしてすっかり定着し、規範的な見解だった。生態系は、ごくわずかな攪乱が加えられただけでも大混乱が起きてすべてが崩壊するほど微妙な均衡を保っているとされていたのだ。だからこそ、自然を保護し、救い、守らなければならない。自然はきわめて「壊れやすい」のだから。

ところがどうだ、自然はもはや壊れやすくはないという。どうにか盛り返した。立ち直ってすばやく回復し、勢力を結集して、以前は人類に守られねばならなかったあの自然界が、突如、人類の駆除係の一番手に変身していたのだ。自然は壊れやすいどころか、いまや絶大な力を握る復讐鬼と化した。そして、自らが創造した人間の存在に耐えられなくなった。

微生物に関しても同様だった。突如としてウイルスは、黙示録的見解の対象として核爆弾に取って替わっていた。最後の審判は、雲の上から死の雨を降らせる大陸間弾道ミサイルというかたちはとらない。破滅は、ウイルスによる懲らしめと罰というかたちで熱帯雨林から立ち現れる。「エイズは熱帯雨林の復讐である」とプレストンは書いている。「これは復讐劇の第一幕にすぎない」

ならば、エボラがいま一度原生林から這い出してきてキクウィトの人間を殺し始めたとき、それは預言の実行、進行中の劇の終幕以外のなにものでもありえなかったのか。終末は近いというメッセージ以外のなにものでもなかったのだろうか。

インターネット上に「エボラウイルス――文明世界の終わり?」というタイトルの電子会議が誕生し、以下のような会話が交わされたとしても、誰が大衆を責められるだろう。

エボラウイルスが人類にとって恐るべき脅威であることは明らかだが、人口密度の高い地域、たとえばヨーロッパ中部や合衆国東海岸で感染症が発生した場合のことを誰か検討しているのだろうか。

エボラは感染者の八八パーセントを死なせる。だから、人口高密度地域の人口はほとんどゼロになってしまうだろう。……

実際問題として、エボラは、人類がこれまで直面したものとしては最大の脅威だ。

みんなこんな調子である。

このような泡沫的なウイルス・パラノイアの唯一困った点は、それがいっさい現実に即していなかったことである。伝説の類であり、ハリウッドの話題、映画の世界、ショービジネスのネタだった。

実際にはそれよりももっとたちが悪かった。「熱帯雨林の復讐」という信条は、近代科学発生以前のアニミズム的自然概念への逆戻りだった。神々が天上で足踏みをして空の上から稲妻を投げつけるとされていた時代への逆行だった。当時との唯一の違いはといえば、神々が投げつけるものがウイルスに替わったことくらいである。

世界のウイルス学者たちは、押し寄せつつあるウイルス・パラノイアの潮流に対してすぐに立ち上がった。とくに声高な反論をした学者の一部が、寓話化されたウイルスの出身地であるアフリカの在住者だったことは、いかにも象徴的なことだ。南アフリカの医師で、一九七六年の最初の流行時にキンシャサのンガリエマ病院でエボラウイルスの伝播を食い止めたマルガレータ・イサークソンの発言を聞こう。

エボラは、世界全体にとっては絶対に危険ではない。危険なウイルスではあるが、どちらかといえば稀少な存在だし、封じ込めるのはじつにたやすい。

エボラウイルスがどのようなものであれ、それがエボラという感染症であるなら、ウイルスが増殖するには適切な条件が必要である。偶然に出くわすだけではだめなのだ。ウイルスは、まず増殖する上で好ましい環境にいないことには、誰かに感染することなどできない。メディアは世間を縮み上がらせ、『アウトブレイク』などの映画は人々に害をなしている。

次はケープタウン大学のウイルス学者エド・ライビッキの発言。

キクウィトという町は、人口が五〇万人で医療機関としてはきわめて貧弱なものしかない。それなのに死亡者数はわずか三〇〇人だった。全人口の九〇パーセントなどという数字には遠く及ばない。

この事実が意味するところは単純にして明解である。キクウィトでも四九万九七〇〇人はエボラにかからないのに、アメリカ人はどうしてそんなに心配するのですか？？？？？

まったくだ。エボラ出血熱は、マールブルグ病やラッサ熱共々、貧困と劣悪な医療施設がもたらす病気なのだ。そういう環境で勃発するとちょっとの間は繁茂したが、先進国開発途上国を問わず設備の整った医療施設に入ると、同じウイルスなのに必ずやぴたりと終息してしまった。呪われたトリオの一番手であるマールブルグ病がドイツで一九六七年に発生したときは、第一ラウンドでは二五人に感染して七人を死亡させ、医療関係者と患者の家族に広がった二次感染では六人が感染したが、全員が回復している。そしてマールブルグ病の流行はそれっきりだった。

このマールブルグ病事件は、先進西側諸国でアフリカの出血熱が発生して人間に害を及ぼした最大の事件であり、この先も最大であり続けるだろう。そのとき、マールブルグウイルスはわずか七人の命しか奪わなかった。残る二つのアフリカ産出血熱であるラッサとエボラもその後何度かヨーロッパと合衆国に到着することになるが、いずれの例でも複数の死亡者がでることはなかったし、人から人へのウイルス感染は皆無だった。一九六九年、ペニー・ピネオはニューヨークのコロンビア長老派教会医療センターにラッサ熱と共に移送されたが、そこでの二次感染は起こらなかった。一九八九年にシカゴ近郊の病院にラッサ熱が持ち込まれたときは、最初の患者以外には広がらなかった。一九九四年、エボラ出血熱に感染したスイス人霊長類学者がバーゼル大学付属病院に入院したときは、患者は回復し、感染も広がらないまま終結した。

これらの事実から言えることは、アフリカ産の三種類の出血熱ウイルスは、人類根絶に邁進する全能の殺し屋などではないということだ。奴らの実像は生命を宿さない化学物質である。物理的な実体であり、分子のレベルでは奸計に長け、遺伝暗号が命ずる奇策ならば何でもこなしはするものの、それでも化学と物理学の通常の法則に従うしかない粒子状の物質なのだ。増殖し続けるためには、感染相手にひどい害を与える前に別の人に乗り換えなければならず、そのあいだに簡単な物理的障壁を設ければその乗り換えを妨げることができる。ゴム手袋、ビニールのガウン、マスクといったありきたりなもので伝播を阻止することができた。家庭用の塩素系漂白剤を大量に使えば、さしもの殺人ウイルスも死んでしまう。どこにでもあるありきたりなそうした品物こそが、キクウィトでエボラの大流行を終結させた道具だった。

ベルナール・ル・グエノは、ザイールからパリに戻った後、さまざまな科学者グループからキクウィトでの発見や経験に関する講演を依頼された。彼はそういう講演では、病院や市内の様子を写した写真、流行の感染曲線や伝播のさまざまな局面を表したグラフなどの図表に加えて、自分のコメントを書き込んだスライドも見せている。そうしたスライドを上映するのは、さまざまなポイントを強調したいためだ。

講演の最後に近づいたところで、彼はフランス語で一つの疑問を書き込んだスライドを見せる。

「エボラウイルス感染症——人類に対する脅威？」

そしてその次に映すスライドには、「ノン！」の一語だけがある。

エピローグ　潜行する病気

あるウイルスが絶滅するかもしれないという考え、しかもそれを目的とした病気根絶計画によってではなく、ひとりでに自然に正常に通常の過程として絶滅するという考えは、あらゆる石の下に「新しい」ウイルスが潜んでいるなどという見方がされていたウイルス・パラノイアの黄金時代にはもてはやされなかった。しかし、ウイルスは絶滅するというのは、まぎれもなく正しい見方である。それは自然淘汰による進化の所産であり、種は別の種類から進化し、短い最盛期を経て存在しなくなるという事実の当然の帰結だった。それどころか、これまで地球上で進化し、そして絶滅した種の数は現在も含めたある時点で存在する種よりも多かったというのは、進化生物学者にとってはあたりまえの観察だった。それに、現在、種、それもとくに熱帯雨林に生息する種は、未だかつてなかったほどの速さで絶滅しつつあることは、広く受け入れられている知識である。

ならば、ウイルスでもそういう絶滅が起こっていないわけがあるだろうか。

「起こっていると思うよ」と語るのはロックフェラー大学のウイルス学者スティーヴン・モース。

「でも、当然のことだけど病原体の絶滅は立証しにくいんだ。見かけ上の消滅としてしか留意されないし、『潜伏』と絶滅との実際上の区別がしにくいからね。つまり、生態系の奥深くに再び潜行してしまった状態との区別が。第二の理由としては、われわれが扱う時間の幅が往々にして短すぎるということがある。進化してすぐに消滅してしまうような微生物がたくさんいるんだと思う。そういう絶滅は、運よく気づくか、病気の大発生のように微生物のほうでわれわれの注目を呼び起こしてくれないかぎり、気づかれずに終わってしまうだろうね」

ウイルスの絶滅は、歴史上何度となく起こってきたのだろう。「たとえばブラジルのロキオ脳炎ウイルスやアフリカのオニョンニョンウイルスがそうかもしれない」とモース。「どちらも突然発生して流行し、そして消えてしまうんだ。現時点で知られている感染症とは一致しないような過去の『謎の』病気は、その後絶滅したものなのかもしれない。たとえば一四八五年にイギリスで発生してその後一五五一年まで何度か繰り返された『粟粒《ぞくりゅう》熱』や、昔だけあった病気などのようにね」

　インフルエンザウイルスのある種の系統も、頻繁に突然変異を起こす性質があるため、おそらく絶滅しているだろう。「インフルエンザウイルスは進化しているだけでなく、消滅もしている」と、インフルエンザウイルスの専門家ロバート・G・ウェブスターは言う。「H7インフルエンザウイルスは、もうここ一〇年、世界中のどこの医療現場でも見つかっていません。われわれは調査を行ない、外モンゴルとポーランドでいささかの証拠を見つけていますが、それ以外の地域では、インフルエンザのこの特定の系統は消滅したのです」

　寓話化しているマールブルグウイルスでさえ、死滅の道をたどったと考えられる根拠がある。マールブルグウイルスは、一九八九年にケニア西部で発生したのを最後に、その後姿を現していない。いつかまた世界のどこかで見つかるという保証もなかった。自然界に存在するウイルスの種類数には限りがあるし、その総数は減りつつあると考える有力な理由がある。とくに、「新しい」ウイルスが待機していないとしたら減るしかない。

「私個人としては、まだたくさん残っているとは思えない」と、CDC特殊病原体部の元部長カール・M・ジョンソンは語る。「われわれは、地球上の特殊な生態的地位《ニッチ》のすべてに分け入って調べてきた。たぶんこれは皮肉なことなんだろうけど、近代的なモダンテクノロジー誕生の年と考える人もいる一九七六年は、最後の新型出血熱であるエボラが発生した年でもあるんだ」

残念なことにエボラに関しては、キクウィト以後、舞台から姿を消したわけではなかった。一九九五年一一月に、ジャスパー・チアという名の二五歳のリベリア人がコートジボアールの病院を訪れ、高熱と血液混じりの下痢を訴えた。診察した医師たちは、すぐにエボラを疑い、患者を隔離すると同時に血液標本を採り、パリのパストゥール研究所に送った。そして検査にあたったベルナール・ル・グエノが、エボラの抗体を確認したのだ。

しかしジャスパー・チアは完全に回復した。

その二カ月後の一九九六年一月末、エボラがガボンで発生した。イヴィンド川沿いのメイイボーという僻村で、二人の子供がチンパンジーの死体に出くわした後のことだった。そのあたりでは、チンパンジーの肉はごちそうであり、ただちに村をあげての饗宴となり、村人たちは死体の皮を剝がし、肉を切り分けた。ところが、そのチンパンジーはエボラウイルスを保有していたというわけである。饗宴の二日後、メイイボーでいっぺんに一八人のエボラ出血熱患者が発生した。

ベルナール・ル・グエノはガボンの首都リーブルヴィルに飛び、内陸の町マココウ行きの飛行機に乗り換え、さらにエンジン付き丸木舟で七時間かけてイヴィンド川を遡上して問題の村に到着した。

メイイボーは二〇〇人が住む共同体で、数張りのテントが病院だった。ル・グエノが現地に到着したときには、患者の大半はマココウのもっと大きな病院にすでに移送されていた。しかし、彼とガボンの公衆衛生担当者は新しく発症した患者を隔離し、それ以上の移送に歯止めをかけた。最終的なエボラ感染者はわずか二五名あまりで、そのうちの一二名が死亡した。

そしてついに、エボラは再度の合衆国訪問を果たした。最初の入国は一九八九年、最初のレストンでの発生と、フィラデルフィアに実験用に輸入されたサル集団での同時発生のときだった。一九九〇年には、レストンのサル飼育室で二度目のエボラが発生し、テキサス州アリスの南東二四キロの場所にあるテキサス霊長類センターでも発生した。テキサスでは四四頭のサルがエボラ・レストンウイルスで死亡し、一〇〇頭が予防措置として殺された。

これらの事件では、いずれも人間の感染者は出なかった。一九九六年四月の場合もそうだった。このときは、フィリピンからテキサス霊長類センターに輸入されたばかりのサル一頭が出血熱を発症し、死亡した。パニックとなる理由はなかった。最初のレストンでの発生も調査したフォート・デトリックの陸軍伝染病医学研究所（USAMRIID）がそのサルの肝臓組織からエボラウイルスを発見した後も、CDCがその結果を確認した後も、パニックは起きなかった。これで、エボラ・レストンは、人間に対してはとくに危なくはないと認定された。

「人間にはほとんど、あるいはまったく毒性がないみたいだね」と、CDCウイルス研究室の室長トム・カイザックは語る。「でも、サルにとってはひどくたちの悪い病気なんだ」

それでも、テキサス霊長類センターで飼われていた五〇〇〇頭のサルのうちのわずか一頭がエボラで死んだだけだった。二頭目のサルも発病したため殺され、エボラウイルスを保有していたことが確認された。同じ飼育室にいた四八頭のサルも殺されて検査にまわされたが、ウイルスを保有していたのは一頭だけだった。これが、そのとき発生したエボラの全容であり、残る四九五〇頭のサルは健康なままだった。同施設で働く人間への感染はなかった。

それでもCDCはピエール・ロランほか二名をテキサス州アリスに派遣し、この事件の調査にあたらせた。また、トム・カイザック、アリ・カーン、アンソニー・サンチェス、そして獣医師のチャールズ・フルホーストを、発病したサルの輸出国であるフィリピンに派遣した。CDCの科学者たちと地元の公衆衛生担当者たちは、飼育されていたサルとその飼育係から何千検体もの血液標本を採取した。

こうした事件を前に、世間は不自然なくらい平静なままだった。ウイルス・パラノイアの黄金時代に最初に起こった事件だというのに、「文明の終末」の予兆としてエボラが束の間姿を見せたことを指摘する声もなかった。その一年前に、エボラは「一つの大陸」を脅威に陥れたと語ったビル・クリントンまでが、四月一五日の記者会見でテキサスでの事件に触れ、異常なほど抑えたコメントを発表したにすぎなかった。

「現時点の知見に基づけば、テキサスの一般住民、あるいは合衆国国民に対する実質的な脅威は存在しないと信じます。国民の皆さんには、過剰な反応をしないよう、強くお願いしたい。深刻な事態ではありますが、われわれは事態を掌握しています。連邦政府は適切な行動をとり、事態を掌握していると、私は確信しています。この時点で、国民の皆さんが過剰な反応をするような問題はいっさいありません」

結局、CDCが乗り出し、疾病カウボーイが駆けつけた。公衆衛生のテキサス警備隊《レンジャー》は、ウイルスが潜む荒野に馬を走らせ、潜伏している微生物の追跡に拍車をかけた。

謝　辞

本書を執筆するにあたっては、ジョージア州アトランタ、メリーランド州フレデリック、マサチューセッツ州イーストハム、ブリュッセル、パリ、ジュネーヴ、キンシャサ、キクウィトで取材を行なった。キンシャサでは、エリク・ジャコブズにンジリ空港での滞りない到着出発の手配をしてもらった。操縦士のイヴ・ニソト（ブムバの生まれで、子供時代はエボラ川でよく泳いだという）によるキクウィトへの飛行はすばらしかった。キクウィトでは、キクウィト赤十字の前総裁マニュエラ・サルドソにとくにお世話になった。

この仕事は、一部、アルフレッド・P・スローン財団の調査基金の援助を受けた。ラファエル・カスパーをはじめとする同財団の方々の助力に感謝する。

資料収集、折衝、助言その他の助力に関して以下の方々のお世話になった。W・エメット・バークリー、イアン・ブレイ、ウィリアム・T・クローズ、エリン・ディングル、ローリー・ギャレット、ロビン・ヘニグ、ジョー・ジョーンズ、グレアム・メシック、フィッツー・ミュラン、ジーン・ネイガー、ジョン・パラスキャンドラ、ドリス・レジス、フランク・トムソン、ポール・タミー、ビル・ワトソン、クレア・ジオン。いくつかの点で重要な手助けをしてくれた『保健のための一〇〇年——疾病対策センターの歴史』の著者エリザベス・エスリッジにも感謝したい。調査の助力とさまざまな好意を示して下さったマッサー夫妻ロジャーとチャー、一九九六年の猛吹雪の中、二度も氷と雪の中を八〇〇メートルも歩いて書類を配達してくれたフェデラルエクスプレスの配達員リッチ・デマーティノには、特別な感謝を表したい。

キクウィトでの騒動に関係した幾人かの方々は、スライド、プリント写真、ビデオテープ、医療記録、個人的な書類をわざわざ提供してくれたり、詳細な情報を提供して下さったりした。シモン・ファン・ニューウェンホーフ（ブリュッセルのベルギー開発協力事業団）、デイヴィッド・ハイマンとマルク・シェチェニオフスキ（ジュネーヴのWHO）、ベルナール・ル・グエノ（パリのパストゥール研究所）、ジョアンナ・バフィントン（アトランタのCDC）の方々である。ピーター・ヤーリング（メリーランド州フレデリックのUSAMRIID）には、ELISA試験についての個人教授をしていただいた。

アンソニー・サンチェス（CDC）、スティーヴン・S・モース（ロックフェラー大学）は、原稿の一部あるいは複数の箇所を読んでコメントを寄せてくれた。ただし、残っている誤りや、本書で表明されている見解、解釈、結論に関しての責任はいっさい著者にある。テープおこしをしてくれたヴァージニア・ストーリとパット・ホルフォード、フランス語の翻訳をしてくれたコレット・M・ヘンリエットにも感謝する。

ポケット・ブックス社の二人の編集担当者、クレア・ジオンとジュリー・ルーベンステインのコメントと提案のおかげで、本書の内容はぐんとよくなった。ありがとう。妻のパメラ・レジスは、時間的制約内でこの仕事を完成させる上で大きな支えとなった。穏やかな圧力、堅実な助言を与えてくれた上に、私のためにいくつかの奇跡を演じてくれたわがエージェント、ジーン・V・ナガーには、いちばんの感謝を捧げる。

物語の最初に登場する母と娘、ロキ・エムベレとクローディアは仮名である。

訳者あとがき

アメリカのサイエンスライター、エド・レジスは、一九八七年、プリンストン高等学術研究所に集う天才たちの素顔を紹介した『アインシュタインの部屋』（大貫昌子訳、工作舎、一九九〇）で鮮烈な単行本デビューを果たした。レジスがそれまで活躍していた舞台は、おもに『オムニ』誌などのポピュラーサイエンス・マガジンで、得意なジャンルはSF関連だった。書き下ろしを活動の中心に移したレジスは、以後、奇想と現実との境界を軽々と飛び越える天才・異才・奇人・変人科学者たちの生態を活写した作品を発表してきた。すなわち、九〇年の『不死テクノロジー』（大貫昌子訳、工作舎、一九九三）、九五年の『ナノテクの楽園』（大貫昌子訳、工作舎、一九九七）の二作である。さてそこで、次はいかなる境界領域へと誘ってくれるのかと期待していたところ、意外なことに、次なるテーマは「感染症」だった。それが九六年に『ウイルス爆心地 *VIRUS GROUND ZERO*』という原題で出版された本書『ウイルス・ハンター』（邦題は編集部の意向により、原作企画書段階の仮題を採用した）である。

感染症といえば、昨年のO157騒動がまだ記憶に新しいし、今年もすでにO157による食中毒の発生が伝えられている。あるいは一昨年の九五年にアフリカのザイール（現コンゴ）で発生したエボラ出血熱の突発的流行は世界中のマスメディアをにぎわせた。

本書で語られる物語の二本柱の一つは、その九五年にザイールで発生したエボラである。そしてもう一つの柱は、アメリカ合衆国の感染症対策の総元締めたる米国疾病予防管理センター（CDC）とそこで働くスタッフたちであり、むしろこちらのほうが主役である。

昨年のO157騒動で浮き彫りにされた最大の問題点は、適切かつ迅速な対策がとられなかったことだった。食品と感染症は厚生省、農産物は農林水産省、学校給食は文部省という縦割り行政の障壁、感染症専門家の絶対的不足、予算面および制度面における感染症研究の軽視など、さまざまな弊害があぶりだされた。しかも、そうした弊害に対して、抜本的対策が取られたという話も聞かない。わずかに、今年の四月から厚生省管轄の国立予防衛生研究所が国立感染症研究所と名称変更されたことくらいだろうか。しかし、委ねられた権限やスタッフの数などは、CDCに比べるべくもない。しかもわが国の国立感染症研究所は、エボラなどの出血熱原因ウィルスを取り扱うためのバイオセーフティ・レベル4の安全基準を満たす実験施設を村山分室に備えてはいるものの、地元の反対により、設置から一五年間を経ても使用できる目途が立っていない。そのため、ウィルス性出血熱の疑いのある患者が出た場合は、病因診断まではレベル2の施設で行ない、ウィルスが検出された後は合衆国のCDCに送付してその後の検査を委託するほかないというのが、わが国のお寒い現状である。

それに対して件のCDCは、ジョージア州アトランタに本部を置き、各地の保健衛生当局の要請がありしだい、必要な人員と物資を感染症発生場所に派遣し、その原因究明と対策にあたる即応体制を常に敷いている（万能であるはずはないが）頼もしい組織である。感染症の突発的流行に対する何より有効な対策は、病原とその感染経路をいち早く突き止めることなのだ。ところが、日本における昨年のO157騒動で何より手間どったのが、感染源の究明だった。CDCはまた、毎年二〇〇人ほどの医師に実際的なトレーニングを受けさせ、疫学の専門家を養成するシステムを運営している。CDCの活動範囲は海外にも及んでおり、九五年のエボラ出血熱の流行では、病原ウィルスの同定をすると同時に、感染経路の究明と感染拡大を遮断するためにさっそく職員を派遣した。ただしこうした体制の実現が紆余曲折の末であったことは、本書で述べられているとおりである。

エボラ出血熱を扱い話題を呼んだ本としては、リチャード・プレストンのノンフィクション『ホット・ゾーン』（高見浩訳、飛鳥新社、一九九四）が記憶に新しい。『ホット・ゾーン』と本書には、いずれもアメリカの民間科学普及機関であるスローン財団の援助を受けて書かれたという共通点もある。スローン財団は、科学的知識の啓蒙活動に対して積極的な援助を行なっており、科学啓蒙書、テレビやラジオ番組、CD-ROM製作などへの資金援助を行なっている。個人に対しては、一般に一年あたり最高三万ドルの援助を行なっているようだ。うらやましい話である。それはともかく、両者の作品には違いもある。プレストンの作品で紹介されたのは、首都ワシントン近郊フォート・デトリック基地内にある合衆国陸軍伝染病医学研究所（USAMRIID）の隊員の活躍が主だった。こちらの研究所の本来の設立目的は、生物兵器に関係する研究であり、ダスティン・ホフマンが主演したハリウッド映画『アウトブレイク』もこちらの研究所が主役だった。

もう一つ、『ホット・ゾーン』と本書には大きな違いがある。前者では、ウイルス性出血熱やエイズなど、アフリカ起源の新興（エマージング）感染症に対して、熱帯雨林の逆襲という黙示録的な解釈を強調した点である。しかし、なるほどエボラは預言どおり再び姿を現したものの、世界中に伝播することもなく、先進国の医療機関が流行阻止に乗り出すとほどなく収束した。本書の中でレジスも強調しているように、ウイルス性出血熱の死亡率は高いものの、死者の数は他の死因に比べると無視できるほど少ない。むしろ中央アフリカにおける最大の突発的死亡要因は、周知のように同じ人間どうしが殺し合いを演じる内戦であり民族紛争である。過去、エボラ出血熱が二度発生したザイールも、多くの死者を出した内戦により、かつての国名コンゴが復活した。

エボラ出血熱は、早期診断と厳格な隔離治療措置を実行すれば、容易に感染の拡大を阻止できる病気である。それよりはむしろ熱帯マラリアなどのほうが注意を要する感染症であり、抗生物質に対する耐性を獲得した病原細菌や、新たに毒性を獲得したと思われるO157のような細菌のほうが、日常的な脅威は大きい。地球温暖化に伴い、日本にも再びマラリアが根を下ろすかもしれないという警告もある。こうした危機を前にして、日本の感染症対策はなんとも頼りない。今後、CDCのような組織を日本にも設置せよという声が高まるのは必至だろう。その意味でも、本書は参考になると確信する。

かつてレジスは、首都ワシントンにあり、アフリカ系アメリカ人の高等教育機関としては伝統のあるハワード大学で哲学の教鞭をとっていたこともある。しかし現在は、メリーランド州の山麓に位置する広さ七五エーカー（およそ三一ヘクタール）の農場に住み、ウェスタン・メリーランド・カレッジのフェローを務めながら、精力的な取材と執筆に勤しんでいる。次なるテーマは、なんと「生物兵器」で、すでに韓国取材なども敢行しているとのことである。

本書の刊行にあたって穏やかな圧力と有益な助言を与えて下さった早川書房編集部の村上達朗さん、川村均さんに感謝したい。

一九九七年六月

渡辺政隆

文庫版訳者あとがき

二〇一九年末に中国に端を発した新型コロナウイルス感染症COVID‐19は、二〇二〇年七月二日現在、未だに世界中で猛威を振るっており、世界の感染者数は一〇〇〇万人を突破し、死亡者数は五〇万人を超えた。終息はおろか収束の目途さえまったく見えていない。

新型コロナウイルス感染症は、現代医学が初めて直面する病原体を原因とする新興感染症であり、今回も人類に不意打ちを食わせた。一般にウイルス病の予防にはワクチンが有効だが、未知の感染症に備えたワクチンは存在するはずもない。治療法についても、しばらくは試行錯誤の対応が迫られる。

新興感染症が出現した際の対処法としては、まずは患者の隔離と感染経路をたどって突発的流行（アウトブレイク）を防ぐことが優先される。そこで活躍するのが疫学であり、公衆衛生の専門家である。

本書の主役は、エボラ出血熱とアメリカにおいてさまざまな感染症対策の任に当たっている米国疾病予防管理センターＣＤＣである（本文にもあるように、ＣＤＣの正式名称は何度か変更されており、日本語表記は各時点での正式名称に即している）。

本書は一九九六年に原書が出版され、その翌年に日本版が刊行されたが、ＣＤＣとはいかなる機関で、感染症対策の現場がいかなるものかを知るうえで、現時点でも大いに参考になる。

エボラ出血熱は、一九九五年のザイールでの流行以後もアフリカでのアウトブレイクが七回ほど起こってきた。治療法については未だ確立していないが、対処法についてはほぼ定着してきたと言ってよいだろう。宿主についての調査も進み、食虫性のコウモリが最有力視されている。

ＣＤＣについては、今回のコロナ禍でその存在が改めて脚光を浴び、日本にも同種の機関が必要ではとの声が高まっている。

合衆国保健福祉省傘下にあるＣＤＣの歴史については本書に詳しいが、その体制は、現在のその正式名称 Centers for Disease Control and Prevention の〝センター〟が複数形になっていることからもわかるように、センターの集合体であり、一二のセンターといくつかのオフィス（局）で構成されている。センターのなかには感染症以外の疾病や公衆衛生を担当する部局もある。日本の国立感染症研究所を、予算人員の規模のみならず、管轄する範囲でも凌駕する組織なのである。

ＣＤＣの公式サイトにあるそのミッションは、「アメリカの安心・安全・健康を国内外のいたる所に存在する脅威から守る」こととしている。そのために課している役割としては、次の六項目で要約できる。

・新たに出現する健康への脅威の探知と対応
・国民の健康に深刻な害を及ぼす健康問題への取り組み
・疾病予防への最新科学技術の投入
・健康で安全な行動、地域社会、環境の整備促進
・公衆衛生リーダーの育成、疫学調査員を含む公衆衛生担当者の訓練
・国の保健衛生のモニター

では、日本の状況はどうか。日本で感染症対策に従事しているのは国立感染症研究所だけではない。日本には全国に保健所のネットワークがあり、感染症の発生を地域ごとにモニターしている。本書の単行本版訳者あとがきではＯ１５７騒動に言及し、疫学探偵の必

要性を指摘した。その後の対応で、日本でも国立感染症研究所での疫学トレーニングが充実され、必要な人材の育成が進められてきている。

エボラウイルスなどを研究できるバイオセーフティ・レベル4研究施設は、国立感染症研究所村山庁舎の施設運用が二〇一五年八月七日に正式に許可された。長崎大学感染症共同研究拠点への設置も計画されている。

CDCが世界最高水準の機関となっている背景には、公衆衛生学の専門大学院の充実もある。なかでもジョンズ・ホプキンス大学とハーヴァード大学の公衆衛生大学院が有名である。特にジョンズ・ホプキンス大学は、新型コロナウイルス感染症のニュースでもたびたび名が出るように教育研究リソースが充実している。日本でも、海外のそうした大学院を修了した疫学の専門家が活躍するようになっており、公衆衛生学を学べる専門職大学院の設置も進んでいる。

COVID－19ではアメリカの感染者数と死亡者数が世界最大となっており、CDCがありながらなぜという声もある。これについてはさまざまな意見があると思うが、最大の敗着は、国外からの感染症の流入を水際で食い止められなかったことであり、その元凶は政策的な要因だと思われる。また、米中関係の悪化により、CDCによる中国国内での事前の情報収集と連携がうまくいかなかったせいだという意見もあるようだ。

一方、日本における対策では、第一波の中国からの伝播は後手に回ったもののなんとか最小限に食い止められたが、三月後半になり、ヨーロッパ観光から戻った日本人旅行者から感染クラスターが発生した。そこで厚労省のクラスター対策班が採った作戦は、見つかった感染者の周囲を徹底的に調べ上げ、クラスターを一つひとつ潰すことで感染の拡大を抑えるというもので、とりあえずはそれがうまくいった。

対策に当たった専門家には、それに先立つ経験があった。二〇〇二年から〇三年にかけて世界の三〇を超える国と地域で重症急性呼吸器症候群（ＳＡＲＳ）が発生した際、アジアでの封じ込めの成功に、多くの日本人疫学者が貢献したのだ。

今回、そうした経験を積んだ専門家が対策を練り、各地の保健所と連携をとることで、なんとか抑え込むことができたのだ。アメリカとはちがい、社会医療制度が充実していることも幸いした。思い付きの政策が錯綜するのをよそ目に、専門家の冷静な対応が功を奏したといえるだろう。したがって、ここで安易に「日本モデル」などという言葉を掲げていい気になっていてはいけない。

ともあれ、コロナ禍は今後も続くことを覚悟しなければならない。われわれにできることは、まずはウイルスと感染症の正体を知り、各人ができる対策を実行することだろう。それと、今後、新手の感染症がいつまた現れないとも限らない。それに備えるには、感染症研究とその対策にあたる専門家の養成や設備の拡充を図るしかない。そうした政策を適切に推進させることに、われわれは無関心であってはならないのだ。

コロナ禍は、グローバル社会の弱点を思い知らせた。もはや、対岸の火事など存在しない。今日の自分の行為が、明日には地球の反対側の人に影響を及ぼさないとも限らないのだ。自国ファーストを謳うナショナリズムは危うい。CDCがその機能を十全に発揮できなかった元凶がアメリカファーストだったかもしれないことこそが、それを教えている。

渡辺政隆

二〇二〇年七月三日